開業医のための

生活習慣病患者の

療養計画書 & 指導シート

「生活習慣病管理料（Ⅱ）」算定に対応！

糖尿病、高血圧症、脂質異常症患者をサポート！

ダウンロードして渡せる資料つき

細井雅之 著

大阪市立総合医療センター
糖尿病・内分泌内科 部長

MCメディカ出版

はじめに

　みなさまは、『令和6年度診療報酬改定』による「生活習慣病患者の療養計画書」に苦しめられていませんでしょうか？ これまでは、糖尿病、高血圧症、脂質異常症の3疾患は「特定疾患療養管理料」の対象疾患であり、診療所の場合は1回あたり225点（月2回まで）算定できました。今回の改定ではこの3疾患の算定が不可となり、「生活習慣病管理料（Ⅱ）」に実質移行しました。

　この改定には、患者数が非常に多い糖尿病、高血圧症、脂質異常症の3疾病については、患者自身に治療に積極的にとりくんでもらうことで、治療効果の向上、医療費の適正化をしていきたいという意図があります。受け皿となった新設の「生活習慣病管理料（Ⅱ）」では、療養計画書にもとづいて患者指導と治療管理を行い、患者さんから同意のサインをもらう必要があります。これは、従来の算定よりひと手間増えたと考えられます。

　現場の先生からは、「患者さんからサインはもらえるが、指導用のツールがない」といった声をよくお聞きします。本書『生活習慣病患者の療養計画書＆指導シート』は、初診、再診別に、患者さんに疾患の説明、指導を簡単に行い、患者さんの疾患理解を深めて、積極的に治療を行っていただくことを意図として作成しました。すこしでも効率よく生活習慣病の療養指導を行っていただき「生活習慣病管理料（Ⅱ）」がスムーズに算定できる一助になれば幸いです。

2024年12月

大阪市立総合医療センター 糖尿病・内分泌内科 部長／大阪府医師会理事

細井雅之

開業医の
ための

生活習慣病患者の
療養計画書
&指導シート
CONTENTS

| はじめに | 3 |
| 本書で使用しているおもな略語一覧 | 7 |

第1章 糖尿病

①	糖尿病の病態（初診）	10
②	糖尿病の合併症（初診）	13
③	糖尿病の基本の食事療法（初診）	15
④	糖尿病患者さんの外食・中食のコツ（初診）	18
⑤	糖尿病の運動療法（初診）	21
⑥	糖尿病の薬物療法（初診）	23
⑦	糖尿病の病態（再診）	26
⑧	糖尿病の合併症（再診）	28
⑨	糖尿病の食事療法（再診）	31

10 糖尿病の運動療法（再診）······34

11 糖尿病の薬物療法（再診）······36

12 糖尿病の運動療法（再診②）······38

13 糖尿病の治療（再診②）······40

14 糖尿病の合併症（再診③）······42

15 透析を防ぐための食事療法（再診③）······46

糖尿病患者さん向け療養計画書（初診）······48

糖尿病患者さん向け療養計画書（再診）······49

第2章 高血圧症

1 高血圧症の病態（初診）······52

2 高血圧症の診断・治療（初診）······54

3 高血圧症の食事療法（初診）······58

4 高血圧症の運動療法（初診）······60

5 高血圧症で注意したい生活習慣（初診）······62

6 高血圧症の薬物療法（初診）······64

7 高血圧症の治療（再診）······66

8 高血圧症の薬物療法（再診）······68

高血圧症患者さん向け療養計画書（初診）······70

高血圧症患者さん向け療養計画書（再診）······71

第3章 ● 脂質異常症 📥

1	脂質異常症の病態（初診）	**74**
2	脂質異常症の診断・治療（初診）	**77**
3	脂質異常症の食事療法（初診）	**79**
4	脂質異常症の運動療法（初診）	**82**
5	脂質異常症の薬物療法（初診）	**85**
6	脂質異常症の食事療法（再診）	**88**
7	脂質異常症の運動療法（再診）	**91**
8	脂質異常症の薬物療法（再診）	**94**

脂質異常症患者さん向け療養計画書（初診） **96**

脂質異常症患者さん向け療養計画書（再診） **97**

第4章 ● 禁煙・睡眠 📥

1	禁煙の重要性	**100**
2	睡眠の重要性	**105**

索引 **108**

資料ダウンロード方法 **110**

著者紹介 **111**

本書で使用しているおもな略語一覧

$α$-GI	$α$-glucosidase inhibitor　$α$-グルコシダーゼ阻害薬
ACE	angiotensin converting enzyme　アンジオテンシン変換酵素
ADL	activities of daily living　日常生活動作
ARB	angiotensin Ⅱ receptor blocker　アンジオテンシンⅡ受容体拮抗薬
ARNI	angiotensin receptor neprilysin inhibitor　アンジオテンシン受容体ネプリライシン阻害薬
BMI	body mass index　体格指数
BNP	brain natriuretic peptide　脳性ナトリウム利尿ペプチド
CH	cholesterol　コレステロール
CKD	chronic kidney disease　慢性腎臓病
COPD	chronic obstructive pulmonary disease　慢性閉塞性肺疾患
DBP	diastolic blood pressure　拡張期血圧
DPP-4	dipeptidyl-peptidase 4　ジペプチジルペプチターゼ4
eGFR	estimated glomerular filtration rate　推算糸球体濾過率
FH	familial hypercholesterolemia　家族性高コレステロール血症
GLP-1	glucagon-like peptide-1　グルカゴン様ペプチド-1
HDL	high density lipoprotein　高比重リポたんぱく
LDL	low density lipoprotein　低比重リポたんぱく
METs	metabolic equivalents　代謝当量
MR	mineralocorticoid receptor　ミネラルコルチコイド受容体
PP	pulse pressure　脈圧
QOL	quality of life　生活の質
SBP	systolic blood pressure　収縮期血圧
SGLT2	sodium-glucose cotransporter 2　ナトリウム-グルコース共輸送体2
SU	sulfonylurea　スルホニル尿素
TG	triglyceride　トリグリセリド、中性脂肪

第**1**章

糖尿病

第1章 糖尿病

1 糖尿病の病態（初診）

糖尿病とは

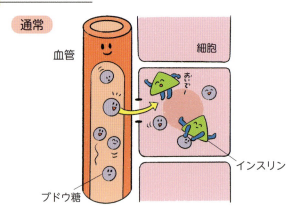

通常は、インスリンというホルモンによりブドウ糖が細胞に取り込まれ、血液中のブドウ糖の量（血糖値）を調節します。

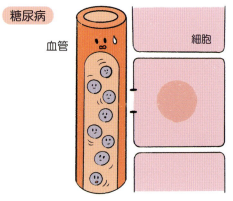

糖尿病では、ブドウ糖がうまく細胞の中に入れずに、血糖値の高い状態が続いてしまいます。

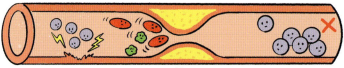

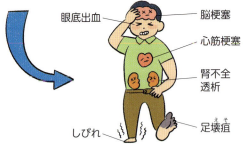

血糖値の高い状態が続くと、血管が傷つけられ、合併症が出現してしまいます。

血糖値・HbA1c

血糖値とは「血液中のブドウ糖の濃度」です。通常は70〜140mg/dLの範囲で維持されますが、糖尿病では食後の血糖値が上がりやすく、また下がりにくくなり、朝食前の血糖値も高くなってしまいます。

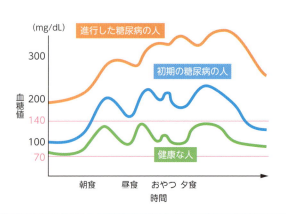

HbA1c（ヘモグロビンエーワンシー）は過去1〜2か月の平均血糖値を示します。血糖値が高いほどHbA1cは高くなります。

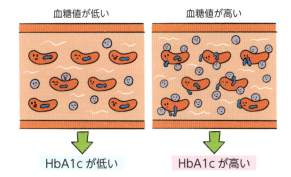

2型糖尿病

2型糖尿病はわが国の糖尿病の大部分を占めます。インスリン分泌低下がおもなものとインスリン抵抗性がおもなものがあり、これら2つの因子の割合により治療もさまざまです。

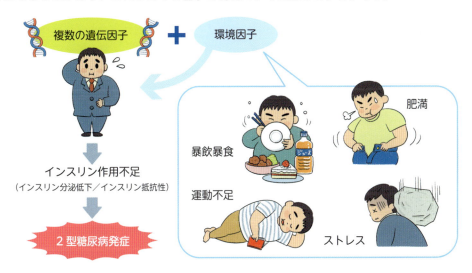

1型糖尿病

1型糖尿病は自分でインスリンを分泌する力がなくなってしまうため、インスリン療法が必要になります。

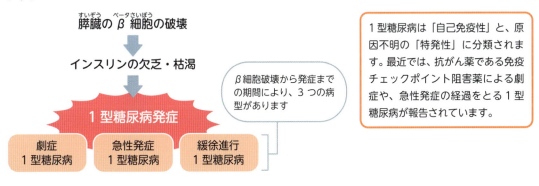

1型糖尿病は「自己免疫性」と、原因不明の「特発性」に分類されます。最近では、抗がん薬である免疫チェックポイント阻害薬による劇症や、急性発症の経過をとる1型糖尿病が報告されています。

第1章 糖尿病

糖尿病とは

高血糖が続くと、以下のように全身の血管が傷つけられます。

- 増えすぎたブドウ糖（グルコース）が血管壁にある内皮細胞に入り込み、その際に活性酸素が発生し、血管壁が障害される。
- 傷ついた血管を修復するために集まった血小板が血栓となり、血管の内側が狭くなる。
- 増えすぎたブドウ糖が血管の細胞内のたんぱく質に結合することで、細胞が変質し、正常な機能が保てなくなる。

その結果、さまざまな臓器に合併症が出ます。高血糖はある程度までは症状がなく、徐々に全身の血管をむしばみます。そのため、糖尿病は「サイレントキラー」とも呼ばれます。「症状がないから大丈夫だ」と考えている患者もいますが、症状がないからこそ危険です。

血糖値・HbA1c

血糖値は血中のブドウ糖濃度を示し、通常は70〜140mg/dLの範囲で維持されます。糖尿病の初期では食後の血糖上昇が起こりやすく、進行するとさらに朝食前の血糖値も上昇します。

HbA1cは糖化されたヘモグロビンで、過去1〜2か月の平均血糖値を示します。血糖値が高いほど糖化ヘモグロビンの量は多くなり、ヘモグロビンが一度糖化されると、赤血球の寿命（約120日）が尽きるまでその状態が続きます。そのため、HbA1cは数日の急激な血糖変動ではなく、1〜2か月の血糖変動を反映します。

また、HbA1cの数値が同じでも、血糖変動のパターンが同じとは限りません。著明な高血糖状態が一時的に存在していても、同時に低血糖が存在している場合は、見かけ上のHbA1cはそれほど上昇しません。同じHbA1cでも、血糖変動ができるだけ少ない状態をめざします。

2型糖尿病・1型糖尿病

2型糖尿病は、糖尿病の90%以上を占めるといわれています。家族歴を認めることが多く、これらの遺伝素因に過食、肥満、運動不足、ストレス、加齢などの環境因子が加わって発症します。徐々に血糖値が上昇するため、発症初期はある程度インスリン分泌が保たれ、食後血糖値のみが上昇し自覚症状に乏しいことが多いです。しかし、進行すると空腹時血糖値・食後血糖値ともに上昇し、高血糖そのものがインスリン分泌低下とインスリン抵抗性を助長させる悪循環となり、進展していきます。

一方で1型糖尿病は、何らかの原因による膵β細胞の破壊によってインスリン分泌低下に陥り、多くはケトーシスまたはケトアシドーシスを伴って発症します。発症にいたるまでの速さの違いにより「劇症1型糖尿病」「急性発症1型糖尿病」「緩徐進行1型糖尿病」の3つに分類されます。

引用・参考文献

1) 佐川尚子ほか. "糖尿病ってどんな病気？ どうして糖尿病になるの？". 最高で最強の糖尿病患者説明シート57, 糖尿病ケア2021年春季増刊. 細井雅之編. 大阪, メディカ出版, 2021, 12-5
2) 佐川尚子ほか. "「血糖値」って何？ HbA1cって何？". 前掲書1). 16-9.
3) 森本貴子ほか. "1型・2型・妊娠糖尿病って何？". 前掲書1). 20-4.

2 糖尿病の合併症（初診）

慢性合併症

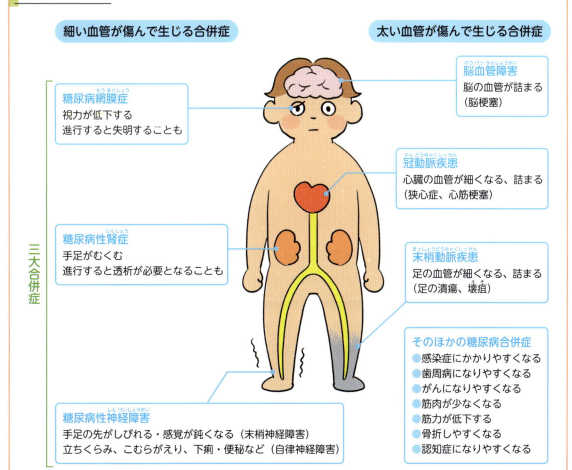

糖尿病と診断されたときには、症状がなくてもすでに合併症が進行していることもあり、注意が必要です。

急性合併症

■ 糖尿病性ケトアシドーシス

おもに1型糖尿病の人に起こります。インスリン注射の中断や体調不良時に、インスリンの作用が極端に不足することで生じます。

・全身の倦怠感
・意識障害
重症化すると、意識を失うことも！（昏睡）

■ 高浸透圧高血糖状態

2型糖尿病の人に起こることが多いです。体調不良時やほかの病気の治療薬（ステロイド薬など）により、血糖値が著明に上昇することで生じます。

・全身の倦怠感
・けいれんなどの中枢神経症状
・意識障害
重症化すると、意識を失うことも！（昏睡）

慢性合併症

糖尿病の代表的な慢性合併症には、細い血管が障害されて生じる細小血管症と、太い血管が障害されて生じる大血管症があります。

細小血管症には、三大合併症といわれる「糖尿病網膜症」「糖尿病性神経障害」「糖尿病性腎症」があります。また、大血管症には脳梗塞などの脳血管障害、心筋梗塞などの冠動脈疾患、下肢虚血などの末梢動脈疾患があります。そのほかにも、感染症や歯周病、骨質の低下による骨折しやすさ、がんや認知症の発症リスクが高いという問題もあります。

細小血管症は、糖尿病発症後約5～10年で発症頻度が増えますが、はじめて糖尿病だと診断された患者でも、以前より糖尿病を発症していた可能性があり、診断時にはすでに合併症が進行している症例が少なくありません。たとえはじめて糖尿病だと診断された患者であっても、つねに合併症が出現していないかどうかを念頭に置いてかかわる必要があります。

急性合併症

急性合併症は、重症化すると命にかかわるため、迅速な生理食塩液の輸液およびインスリン製剤による治療が必要です。急性合併症は大きく分けて「糖尿病性ケトアシドーシス」「高浸透圧高血糖状態」の2つがあります。

糖尿病性ケトアシドーシスは、おもに1型糖尿病の患者に起こります。1型糖尿病の発症時や、1型糖尿病の患者がインスリン療法を中断したとき、シックデイ時に十分量のインスリン製剤の投与ができない際に生じます。インスリンが欠乏するとエネルギー源として糖分が使われず、代わりに脂肪酸が使われます。すると血液中にケトン体が蓄積し、血液が酸性に傾きます。その結果、倦怠感や意識障害、悪心・嘔吐、腹痛などがみられ、重症化すると昏睡となり命にかかわることもあります。

高浸透圧高血糖状態は、おもに2型糖尿病の患者に起こり、のどの渇きを自覚しにくい高齢者に生じやすいという特徴もあります。糖尿病を治療中の患者が、風邪などの感染症によって体にストレスが生じた場合や、ステロイド薬といった他剤の影響で血糖値が著明に上昇することで生じます。血糖値が極端に上昇すると、尿量が増え（浸透圧利尿）、重篤な脱水が起こります。高血糖と脱水により血液中の浸透圧が上昇し、全身の倦怠感や、けいれんなどの中枢神経症状が出現します。また、重症例では昏睡や死亡例もみられます。

引用・参考文献

1) 越智章展ほか. "ひとめでわかる！糖尿病合併症". 最高で最強の糖尿病患者説明シート57, 糖尿病ケア2021年春季増刊. 細井雅之編. 大阪, メディカ出版, 2021, 54-7.
2) 越智章展ほか. "血糖値が高いと何が悪いの？急性合併症って何？". 前掲書1). 58-61.

第1章 糖尿病

3 糖尿病の基本の食事療法（初診）

糖尿病の食事療法は、まずはこれだけやってみよう！

❶ 自分の体に適した食事量を知る

1日の適正なエネルギー摂取量をつかんでおきましょう。

体重も摂取エネルギーも、年齢・病態・身体活動量によって違います。自分に適したエネルギー量について、医療者と相談しましょう。食べすぎも、小食も問題です。

表 エネルギー摂取量の算出方法

標準エネルギー（kcal/日）＝ 目標体重（kg）*1 × エネルギー係数*2	
*1 目標体重（kg）のめやす	*2 エネルギー係数（kcal/kg）のめやす
65歳未満：[身長（m）]^2 × 22	軽い労作（大部分が座位の静的活動）：25～30kcal/kg
前期高齢者（65～74歳）：[身長（m）]^2 × 22～25	普通の労作（座位中心だが通勤、家事、軽い運動を含む）：30～35kcal/kg
後期高齢者（75歳以上）：[身長（m）]^2 × 22～25	重い労作（力仕事、活発な運動習慣がある）：35～ kcal/kg

＊肥満者の場合には、まず3％の体重減少をめざす。
＊75歳以上の後期高齢者では、現体重にもとづき、フレイル、（基本的）ADL低下、併発症、体組成、身長の短縮、摂食状況や代謝状態の評価をふまえ、適宜判断する。

日本糖尿病学会編．糖尿病治療ガイド2022-2023を参考に作成

❷ 何を食べればよいかを知る

栄養のバランスがとれた食事はお腹が空きにくくなります！

栄養のバランスのとれた食事が重要です。炭水化物が少ないと、たんぱく質や脂質を多く食べてしまいます。また、お腹が空いて間食も増えます。食物繊維の多い穀類の主食をしっかり食べましょう。

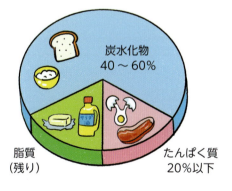

1日の摂取バランスエネルギー比率（三大栄養素）
炭水化物 40～60％
たんぱく質 20％以下
脂質（残り）

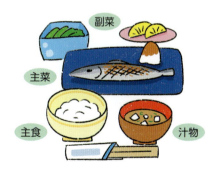

基本は一汁三菜！
副菜／主菜／主食／汁物

❸ 朝食・昼食・夕食はできるだけ規則正しくとる

食事配分を均等にして、欠食や2食分のまとめ食べは避けましょう。結果的に食べすぎてしまい、体脂肪の増加につながります。

食前に生野菜を食べてみよう！

❶ 食事前に生のぶつ切りキャベツ100g以上を、よくかんで、10分間かけて食べます。

❷ よくかむことで、満腹中枢を刺激するホルモンや食欲抑制ホルモンが脳内に分泌されます。

❸ 空腹感が落ち着いてから、そのほかの料理を食べます。

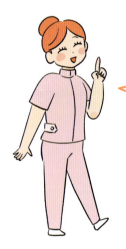

- 食前に生野菜を食べると満足感を得られます。
- 野菜の食物繊維が糖の吸収を穏やかにするため、「食後血糖値の急上昇」をおさえます。

ポイント1

- ひとくち20〜30回をめやすに、よくかんで食べましょう。
- 野菜は生野菜だけではなく、ゆでる、煮る、炒めるなどして加熱したものでもよいです。海藻、きのこ類も野菜と同様に活用できます。

ポイント2

- 野菜ミックスジュースは野菜のほかにくだものも使われており、200mLのパックに15〜20gの糖質が含まれています。
- 野菜のみの野菜ジュースを選ぶことが大切です。

ポイント3

- 野菜のあとに何をどれだけ食べるかが最大のキーポイント！
- 主菜を大皿から盛り放題、食べ放題はもっともよくありません。量を決めて、三角食べをすることがおすすめです。

栄養のバランスがとれた食事がおすすめ

　低炭水化物食や糖質制限食の継続は、特定の栄養素の栄養不足をまねきます。また、副食の摂取量が増えることで、たんぱく質・脂質・食塩をとりすぎ、腎症の悪化や脂質異常症・高血圧をまねき、合併症の原因となることもわかってきました。大切なことは栄養素をバランスよくとることです。炭水化物は摂取エネルギー比40〜60％、たんぱく質20％以下、残りを脂質としてとりましょう。炭水化物をとる際は、食物繊維の多い玄米・小麦・豆類の活用がおすすめです。また、一つの栄養素に偏るのではなく、炭水化物・たんぱく質・脂質・ビタミン・ミネラルなどの各栄養素を摂取することで、満足感が出て腹もちもよくなります。

　食事の基本は日本料理の献立「一汁三菜」です。一汁は汁ものを1品、三菜は料理を3品という意味で、たんぱく質を1品、野菜類を2品そろえます。はじめに野菜から食べ、ゆっくりとよくかんで食べると満足感が得られます。

朝食・昼食・夕食は規則正しくとる

　食後血糖値の変動をできるだけ小さくするために、1日のエネルギー量は朝食・昼食・夕食の3回の食事に分割します。理想的な食事は食事時間が大幅に変わらないことです。一方で現代人にはむずかしいことも理解しましょう。問題は、1日2食にすることです。1回の食事でとる食品量が増えるため、食後血糖値が上がりやすく、さらに脂肪が合成され、インスリン抵抗性を上げてしまいます。

食前に生野菜を食べてみよう！

　食物繊維の摂取、とくに20g/日以上の摂取が糖尿病発症リスクを低減するといわれます。そのほかにも、糖尿病の食事療法では「野菜を毎日350g以上摂取する」「栄養素のバランス」などを説明しますが、実践がむずかしい患者は少なくありません。

　多くの患者が実践しやすい方法に「食前に生野菜（キャベツがおすすめ）を食べること」があります。食前にぶつ切りにした生キャベツ約100gを10分間よくかんで食べると、満腹中枢を刺激する脳内物質のヒスタミンやセロトニン、食欲を抑制するホルモンであるレプチンが脳内に分泌されます。また、咀嚼により消化液の分泌や消化活動が盛んになり、体温が上昇し満腹中枢をさらに刺激します。空腹感がなくなったところで食事を開始すると、食事量もおさえることができます。

　また、野菜に含まれる食物繊維には、以下のような効果があります。①よくかんで食べることで満腹感を得られ食べすぎを防ぐ、②食べものの胃から腸への移動を遅延させる、③糖質や脂質の吸収をゆるやかにして血糖の上昇をおさえる、④ビタミンCやβ-カロテンなどには抗酸化作用があり、動脈硬化を予防する、⑤カリウムがナトリウムの排泄を促す、⑥不溶性の食物繊維が腸の蠕動運動を盛んにして便秘を改善させる、⑦善玉菌であるビフィズス菌を増やし、腸内環境を改善する。

引用・参考文献

1) 阿部幸子ほか．"まずはこれだけ！糖尿病食事療法"．最高で最強の糖尿病患者説明シート57，糖尿病ケア2021年春季増刊．細井雅之編．大阪，メディカ出版，2021，120-3.

2) 阿部幸子ほか．"野菜を先に食べると血糖値が下がるの？"．前掲書1)．124-7.

3) 日本糖尿病学会編．"食事療法：食事療法の進め方"糖尿病治療ガイド2022-2023．東京，文光堂，2022，49-50.

第1章　糖尿病

4 糖尿病患者さんの外食・中食のコツ（初診）

糖尿病患者さんの外食のコツ

■ ご自身の1日に必要なエネルギー量をご存知ですか？
　エネルギーオーバーにならないように注意！

外食1食分が、1日に必要なエネルギーの3分の1におさまっているか確認しましょう。

■ 食事のバランスを意識する

主食、主菜、副菜のそろった食事を選ぶようにしましょう。

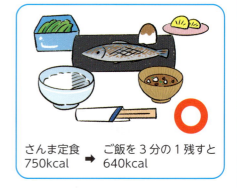

さんま定食　　ご飯を3分の1残すと
750kcal　→　640kcal

■ 居酒屋・バイキングでのコツ

宴会やパーティーはエネルギーの高い料理も多く、どうしても食べすぎになります。揚げものや肉料理は控えて、野菜や魚料理を選ぶようにしましょう。

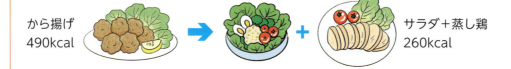

から揚げ
490kcal

サラダ＋蒸し鶏
260kcal

■ ファミレス・ファストフード店でのコツ

ファミレスの料理やファストフードは炭水化物や脂肪に偏りがちですが、栄養成分表示のある店も多く、健康志向のメニューも増えています。

■ 寿司や焼肉のおすすめの食べかた

寿司や焼肉を食べるときは炭水化物や脂肪に偏りやすく、食塩摂取量も多くなりがちです。寿司とめん類を合わせて食べないようにしたり、焼肉では野菜を一緒に食べるようにしましょう。

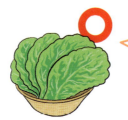

サンチュなどの野菜で肉を巻いて食べてもおいしいですよ！

コンビニ食品・お総菜の組み合わせかた

それぞれの改善策を参考に、食事のバランスを見直しましょう。

■ 炭水化物の重なりをなくし、たんぱく質や野菜を増量する

おにぎり＋ラーメン
（エネルギー：530kcal、たんぱく質：14g）

おにぎり＋サラダ＋サラダチキン
（エネルギー：400kcal、たんぱく質：26g）

■ 高エネルギーな食事をヘルシーにする

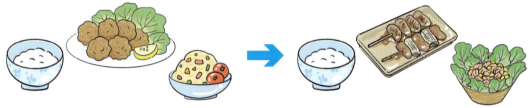

ご飯＋から揚げ＋ポテトサラダ
（エネルギー：1,040kcal）

ご飯＋焼き鳥＋ツナサラダ
（エネルギー：700kcal）

■ 菓子パンは糖質の少ないサンドイッチへ変更する

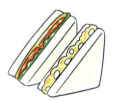

あんパン＋ジュース
（糖質：86g）

サンドイッチ＋牛乳
（糖質：31g）

■ スイーツを食べたいときは、人工甘味料の入ったお菓子に置き換える

人工甘味料は砂糖よりもエネルギーが低く、血糖値への影響はほとんどありません。しかし、人工甘味料をとりすぎると甘さに鈍感になりやすいため注意しましょう。ふだん食べているお菓子の置き換えとして利用する場合も、頻度には気をつけてください。

第1章 糖尿病

外食のコツ

外食はエネルギー過多になりやすいため、エネルギー摂取量を患者自身が理解する必要があります。また、食事のバランス（主食、主菜、副菜）がととのっているかという確認も重要です。

カレーやうどんなどの簡単な食事ですませている人には定食を選ぶように説明し、和定食などのエネルギーが低くバランスのよい食事に変更するよう提案します。主食が多ければ、ふだん食べている量を減らして1日のエネルギー摂取量の3分の1におさめるように食事量を調整する方法を説明します。

居酒屋やバイキングでは、エネルギーの高い揚げものや肉料理をひかえ、エネルギーの低い野菜料理や刺身を選択するように説明します。バイキングではつい食べすぎになりがちです。腹8分目にし、よくかんでゆっくり食べるように説明します。また、周りに流されないように、自分のペースで食べるよう伝えます。

ファストフードやファミリーレストラン（ファミレス）の定番メニューは炭水化物や脂肪に偏る傾向があるため、選びかたが重要です。患者には、最低でもエネルギーと食塩摂取量は確認して注文するよう説明します。また、ジュースやコーヒーなどを注文するとエネルギーも上がります。食事の際は、甘くない飲みものを選択するよう説明しましょう。

寿司や焼肉は、炭水化物や食塩摂取量が多くなりがちです。寿司はめん類を合わせて食べないようにして、しょうゆをひかえてわさびを多めにつけて食べるよう説明します。焼肉はタレをつけて食べると食塩摂取量が多くなるため、なるべくレモン汁をつけて食べ、一緒に野菜をたくさん食べるように説明します。

コンビニ食品や総菜の組み合わせ

コンビニエンスストア（コンビニ）やスーパーマーケットの食品は、安価ですぐ食べられるものを選ぶと炭水化物過多になります。「めん類とご飯」といった炭水化物の組み合わせはなるべく避けるように伝え、たんぱく質を追加でとったり、さらに野菜を追加して先に食べてるよう説明します。レジの前で買えるホットスナックは揚げものが多く高エネルギーなのでなるべく避けましょう。

から揚げやポテトサラダは定番の総菜ですが、から揚げのような揚げものや、ポテトサラダに含まれているマヨネーズはエネルギーが高くなるため、揚げものは焼きものに変更し、野菜を増やしてエネルギーを下げるよう伝えます。

菓子パンとジュースの組み合わせは糖分が多く高血糖につながるため、野菜やたんぱく質を含んだ組み合わせに変更するよう提案します。スイーツとジュースも糖質過多な組み合わせですが、人工甘味料を使用したものに置き換えると糖質はカットすることができるため、「糖質オフ」や「カロリーオフ」の商品を選ぶよう説明します。

引用・参考文献

1) 海野悠ほか. "糖尿病患者さんの外食のコツ". 最高で最強の糖尿病患者説明シート57, 糖尿病ケア2021年春季増刊. 細井雅之編. 大阪, メディカ出版, 2021, 146-9.
2) 海野悠ほか. "コンビニ食品・お惣菜の選びかたのコツ". 前掲書1). 150-3.

第1章 糖尿病

5 糖尿病の運動療法（初診）

じつはすごい！ 運動療法の効果

多くの人が運動療法の効果は小さいと思っています。しかし、そんなことはありません。「毎日早歩き30分に相当する運動」で死亡率は半減、介護が必要になるリスクも糖尿病でない人と変わらなくなるのです！ しかもお金もかからず、副作用もありません。また、「薬を飲んでいるから、食事でがんばるから、運動はやらなくてよい」ということはありません。運動と食事は効くメカニズムが違うため、両方必要です。

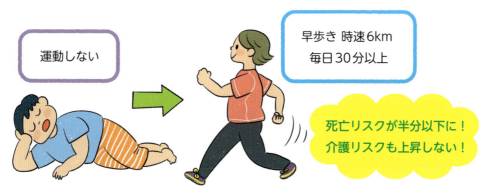

有酸素運動（歩行、ジョギング、自転車など）とレジスタンス運動（筋力トレーニング）を組み合わせると、さらに効果がアップします！

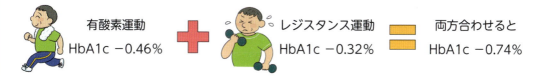

すこしでも、できることから始めましょう

すこしでも、何もしないよりはましです。まずは「座り続けない」ことから始めましょう。

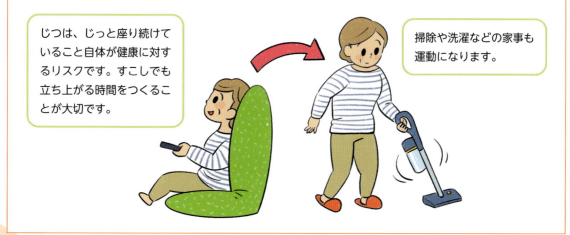

運動療法の効果は大きい！

多くの人（医療者までも）が、運動療法の効果は大きくないと思っていますが、わが国の大規模臨床研究（JDCS）によると、「毎日早歩き30分に相当する運動」をすることで、脳卒中発症率と死亡率が半減することがわかっています。また、わが国の診療報酬明細書（レセプト）ビッグデータの解析では、糖尿病は介護導入のリスクを1.7倍統計的に有意に上昇させるとされていますが、患者に運動習慣があればその上昇は有意でなくなることがわかっています。

運動療法は費用がかからず、適切に行えば副作用もありません。まずは患者に「運動療法は効く」「努力に見合う効果が十分にある」ということを認識してもらいましょう。

運動療法と食事療法は、効くメカニズムが違うため両方必要です。「薬を飲んでいるから、食事療法をがんばるから、運動はやらなくてよい」ということはないと伝えましょう。また、有酸素運動（歩行、ジョギング、自転車など）とレジスタンス運動（筋力トレーニング）の両方を組み合わせることで、HbA1cがより低下します（有酸素運動のみは−0.46％、レジスタンス運動のみは−0.32％、両者を組み合わせると−0.74％）。やる気や余裕のある人には、両方同時に取り組むように伝えましょう。

患者ができることから始めてもらう

運動療法はとにかく始めてもらうこと、そして続けてもらうことがもっとも重要で、かつもっともむずかしいものです。運動そのものが「苦手」「嫌い」という患者には、まずは「どんなにすこしでも、動かずに何もしないでいるよりはまし」ということを伝えます。

最初は「座り続けない」「長時間じっとしない」というところから始めるとよいでしょう。実際に、長時間座っていることが死亡率の上昇を含む健康障害に結びつくことや、30分に1回座位を中断して体を動かすことで血糖値が改善することが示されています。長時間座り続けることを避け、こまめに立ち上がるだけでも意味があるのです。

引用・参考文献

1) 曽根博仁. "これから運動を始めるあなたへ：まずはやってみよう！". 最高で最強の糖尿病患者説明シート57, 糖尿病ケア2021年春季増刊. 細井雅之編. 大阪, メディカ出版, 2021, 176-81.
2) 曽根博仁. "場所も時間もないあなたへ：おすすめの運動療法". 前掲書1). 182-7.

第1章　糖尿病

⑥ 糖尿病の薬物療法（初診）

糖尿病治療薬の分類

機序		種類	おもな作用	剤型
インスリン分泌非促進系		ビグアナイド薬	肝臓での糖新生抑制、インスリン抵抗性の改善	錠剤
		チアゾリジン薬	脂肪に作用し、骨格筋・肝臓でのインスリン抵抗性の改善	錠剤
		α-グルコシダーゼ阻害薬（α-GI）	腸管での炭水化物の吸収分解遅延（腸からの糖の吸収を抑制）	錠剤
		SGLT2 阻害薬	腎臓でのブドウ糖再吸収阻害による、ブドウ糖排泄の促進	錠剤
インスリン分泌促進系	血糖依存性	イメグリミン	血糖に応じて膵臓からのインスリン分泌を促進、インスリン抵抗性の改善	錠剤
		DPP-4 阻害薬	血糖に応じて膵臓からのインスリン分泌を促進	錠剤
		GLP-1 受容体作動薬	血糖に応じて膵臓からのインスリン分泌を促進	注射 錠剤
	血糖非依存性	スルホニル尿素（SU）薬	膵臓からのインスリン分泌を促進	錠剤
		速効型インスリン分泌促進薬（グリニド薬）	よりすみやかなインスリン分泌の促進・食後血糖の改善	錠剤
インスリン製剤		①基礎インスリン製剤（持効型溶解、中間型） ②追加インスリン製剤（超速効型、速効型） ③超速効型あるいは速効型と中間型を混合した混合型 ④超速効型と持効型溶解の配合		注射

日本糖尿病学会編．糖尿病治療ガイド 2022-2023 を参考に作成

最大の副作用は低血糖ですが、すべての薬で低血糖を起こすわけではありません

■ 低血糖の症状

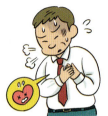

自律神経症状
ふるえ
ドキドキ感
汗をかく
不安　など

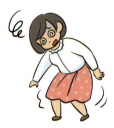

中枢神経症状
思考低下
めまい
空腹感
錯乱（さくらん）
傾眠（けいみん）
昏睡（こんすい）
人格変貌（じんかくへんぼう）　など

■ 単剤では低血糖を起こさない薬

ビグアナイド薬（メトグルコ®、グリコラン®など）
チアゾリジン薬（アクトス®など）
α-GI（セイブル®、ベイスン®など）
SGLT2阻害薬（スーグラ®、ジャディアンス®、カナグル®など）
DPP-4阻害薬（ジャヌビア®、トラゼンタ®、エクア®など）

これらの薬剤は直接的に自分のインスリン分泌を増加させることはないため、単剤で低血糖を起こすことはありません。複数の経口血糖降下薬またはインスリン製剤との併用の際は、低血糖リスクがあるため注意しましょう。

■ 薬剤特異的な副作用

糖尿病治療薬	副作用
ビグアナイド薬	乳酸アシドーシス
チアゾリジン薬	浮腫（ふしゅ）、体重増加
α-GI	腹部膨満、放屁の増加、下痢
SGLT2阻害薬	尿路感染症・性器感染症（とくに女性）、壊死性筋膜炎（えしせいきんまくえん）、皮膚症状、頻尿・多尿、正常血糖ケトアシドーシス
DPP-4阻害薬	嘔気、嘔吐、腹部膨満、腹痛、水疱性類天疱瘡（すいほうせいるいてんぽうそう）
SU薬	低血糖、体重増加
グリニド薬	低血糖

すべての人に副作用が起こるわけではありませんが、自分が使っている薬にどのような副作用があるのか知っておきましょう。副作用が出た際は、すぐに医療者に相談してください。

糖尿病治療薬の種類

　糖尿病治療薬は、作用機序と投与方法により分類されます。患者の病態、合併症、薬剤の作用特性などを考慮して選択し、できるだけ低血糖を起こさないようにします。

■ インスリン分泌非促進系

　ビグアナイド薬、チアゾリジン薬、α-グルコシダーゼ阻害薬（α-GI）、SGLT2阻害薬があります。いずれも経口薬で、低血糖を起こしにくい薬剤です。α-GIを使用している患者が、他剤併用時に低血糖を起こした際にはブドウ糖を投与します。また、SGLT2阻害薬は尿路感染症、性器感染症に注意し、75歳以上の高齢者、老年症候群、利尿薬併用患者などは脱水に注意しましょう。

■ 血糖依存性インスリン分泌促進系

　イメグリミン、DPP-4阻害薬、GLP-1受容体作動薬があります。イメグリミンとDPP-4阻害薬は経口薬、GLP-1受容体作動薬は経口薬と注射薬の両方があります。

■ 血糖非依存性インスリン分泌促進系

　スルホニル尿素（SU）薬、速効型インスリン分泌促進薬（グリニド薬）があります。いずれも経口薬で、低血糖に注意が必要です。

■ インスリン製剤

　インスリン療法はインスリン製剤の特徴を理解し、利便性も考慮しながら患者の病態に合わせて行う必要があります。

低血糖を起こさず、過度におそれない薬物療法をめざす

　糖尿病の薬物療法でもっとも注意すべきものは低血糖です。自律神経症状と中枢神経症状があり、重篤なものは生命にもかかわります。そのため「糖尿病の薬を飲むと低血糖になる、低血糖が怖いから薬を使いたくない」という患者がいますが、多くの糖尿病治療薬は、単剤で低血糖を起こすことはきわめてまれです。

　とくに低血糖への注意が必要な薬剤は、経口薬ではSU薬とグリニド薬、注射薬ではインスリン製剤です。患者によっては、低血糖症状を過度におそれるあまり、糖をとりすぎて高血糖になることがあります。患者が使用している薬剤のメカニズムや作用時間を説明し、低血糖リスクが低い薬剤を使用している場合はそれも伝えることで、患者の不安を取り除くことも重要です。

低血糖以外の副作用も伝える

　低血糖以外にも、個々の薬剤に特異的な副作用があります。主要な副作用をあらかじめ説明することで、患者に安心感が生まれるとともに、副作用出現の際には早期に対応できます。

引用・参考文献

1) 藤田有可里ほか. "糖尿病の薬には、どんなものがあるの？". 最高で最強の糖尿病患者説明シート57, 糖尿病ケア2021年春季増刊. 細井雅之編. 大阪, メディカ出版, 2021, 202-5.
2) 野見山崇. "薬の副作用がこわいあなたへ". 前掲書1). 210-3.
3) 木村真希ほか. "低血糖がこわいあなたへ". 前掲書1). 226-9.
4) 日本糖尿病学会編. "治療：治療方針の立て方". 糖尿病治療ガイド2022-2023. 東京, 文光堂, 2022, 36-43.

7 糖尿病の病態（再診）

糖尿病は「治る」病気ではなく、「管理」する病気

過去に糖尿病だと診断された人には血糖値（けっとうち）が高くなりやすい体質があると考えられ、体質は基本的には変えられません。しかし、生活習慣を改善することや適切な薬で治療することで、血糖値を限りなく正常に近い状態に「管理」することができます。糖尿病は「治る」病気でも「治らない」病気でもなく、血糖値を「管理」して合併症や動脈硬化症の発症や進展を阻止しながら、健康な人と同じ生活を送ることを目標とする病気なのです。

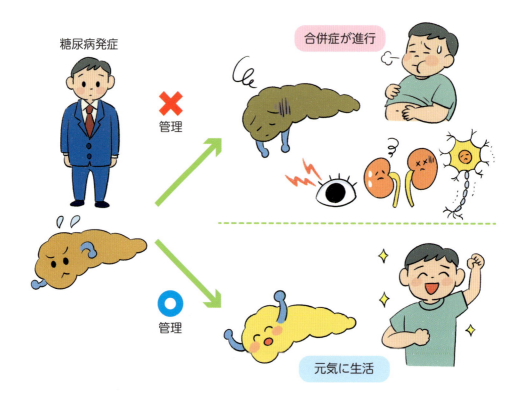

通院を継続することが大切

「痛い」「しんどい」といった自覚症状がないことが糖尿病の特徴であり、体の症状だけでは血糖値がよい状態なのか判断できません。「体調がよい」「飲み薬はいらないといわれている」といった場合でも、定期的に通院して血液検査、超音波検査、眼科検診などの検査を受けることが大切です。
合併症の進行を防ぐため、HbA1c（ヘモグロビンエーワンシー）7％未満を維持していきましょう。

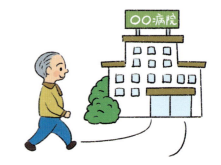

糖尿病は「管理」する病気

糖尿病は、感染症や悪性腫瘍のように、医師が「治す」病気ではなく、患者が主体となって、自身の意志で「管理」する病気です。一度「糖尿病である」と診断された患者は、血糖値が高くなりやすい体質であると考えられます。基本的に体質を変えることはできないため、食事療法、運動療法、薬物療法によって血糖管理がよくなったとしても「治った」とは表現できないのです。

糖尿病の治療の目標は、きちんと血糖値を管理して合併症の進行を防ぎ、健康な人と変わらない状態で過ごすことです。

治療中断を防ぐには

糖尿病患者の受診中断率は1年間に8%程度と推定されています。大規模研究であるJ-DOITのアンケートによると、患者が受診を中断する理由として多いものに「忙しいから」や「体調がよいから」があげられています。つまり、通院することの必要性を理解していない人が多いことが考えられます。また、とくに男性で仕事をもっている人は受診中断が多い傾向にあります。

患者が一度受診を中断すると、その後の受診中断率も高い傾向にあります。そのため、糖尿病の初診時に「症状がなくても、糖尿病では継続的に通院が必要であること」をしっかり伝える必要があります。

また、過去に中断歴がある患者がふたたび受診した際は、当時の中断理由を聴取して問題を把握します。受診中断の理由はさまざまで、仕事の都合や、場合によっては経済的理由などがあげられます。それらの事情を確認したうえ

で、再度治療を中断しないよう、対策を考えていきましょう。

引用・参考文献
1) 戎野朋子ほか. "糖尿病は治らないの？". 最高で最強の糖尿病患者説明シート57, 糖尿病ケア2021年春季増刊. 細井雅之編. 大阪, メディカ出版, 2021, 26-9.

第1章 糖尿病

8 糖尿病の合併症（再診）

糖尿病の三大合併症は「神経障害」「網膜症」「腎症」

■ 糖尿病性神経障害

感覚・運動神経のおもな症状	自律神経障害のおもな症状
感覚が鈍る 足がつる（こむら返り） 足壊疽 足の裏のしびれ・痛み	無自覚性低血糖 瞳孔の異常 発汗の異常 無痛性心筋梗塞 突然死 胃の不調 便秘・下痢 排尿の障害 勃起不全（ED） 立ちくらみ（起立性低血圧）

■ 糖尿病網膜症

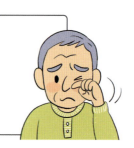

- ものがゆがんで見える
- ものがぼやけて見える
- なんとなく見えかたがおかしい
- 目の前を虫が飛んでいるように見える
- 目の前が火事のように真っ赤になった
- 緑内障：視野が狭くなる
- 白内障：視界に霧がかかったようになる

■ 糖尿病性腎症

微量アルブミン尿期（第2期） → 顕性アルブミン尿期（第3期） → GFR高度低下・末期腎不全期（第4期） → 腎代替療法期（第5期）

- 自覚症状なし
- 腎機能はほぼ正常
- アルブミン尿陽性

- 尿たんぱく陽性
- 腎機能は次第に低下

- 腎機能は高度に低下
- むくみ（浮腫）・高血圧などの症状

はじめは症状がありませんが、アルブミン尿が出現して、次第に腎臓のはたらき（腎機能）が低下します。症状が出るのは、透析が必要になるころです。腎症を治療するには、糖尿病の治療だけでなく、高血圧や肥満、脂質異常症、メタボリックシンドローム（メタボ）の治療も必要です。たばこも腎症を悪化させるため、禁煙しましょう。糖尿病性腎症の治療は総力戦です！

糖尿病の大血管症

糖尿病患者さんは、動脈硬化性疾患にかかるリスクが高くなります。

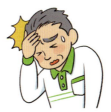
脳卒中
（脳梗塞や脳出血）

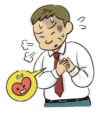
冠動脈疾患
（狭心症や心筋梗塞）

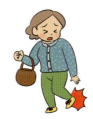
末梢動脈疾患
（足の血管などが詰まる）

■動脈硬化の原因

避けられない原因	管理可能な原因
年齢、男性、遺伝	糖尿病、高血圧、喫煙、肥満、運動不足、睡眠障害、歯周病、腎障害

動脈硬化の原因は多岐にわたり、糖尿病以外にも注意が必要ですが、自分でコントロール可能なものが多いです。

足病変とフットケア

足病変が起こりやすい場所

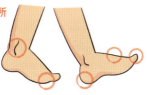

糖尿病は、神経障害や血管障害、感染症から足の潰瘍や壊疽が起こります。壊疽や感染症が重症化すると、足を切断することがあります。

神経障害による症状
- しびれ、貼りついた感じ
- 感覚低下
- 足の変形
- 乾燥、ひび割れ
- たこ（胼胝）
- うおのめ（鶏眼）

血管障害による症状
- 足の冷え
- 色調変化

感染症による症状
- 水虫（白癬）
- 化膿

■足をケアしましょう

足をよく観察しましょう
- 足の甲、裏、指、踵をよく見る
- 足の変形（たこ、うおのめ、外反母趾、関節の変形）
- むくみ（浮腫）
- 色調の変化、赤み、熱感、腫れ
- 乾燥やひび割れ
- 傷や水ぶくれ
- 水虫

足を清潔に保ちましょう
- 足をせっけんの泡で優しく洗う
- 水虫の治療をする

足の保湿ケアをしましょう
- 乾燥やひび割れ、固くなった皮膚などにクリームを塗って保湿する

肥満は万病のもと

偏った食事・過度な飲酒・運動不足などによって肥満になります。
肥満は糖尿病だけでなく、高血圧や脂質異常症をひき起こし、動脈硬化のリスクを高めます。

糖尿病の三大合併症

■ 糖尿病性神経障害

神経障害は糖尿病患者にもっとも高頻度でみられます。無症状でも進行し、症状が出始めたときには、ある程度進行している可能性があります。十分な血糖管理を行うとともに、高血圧症や脂質異常症、喫煙、飲酒なども影響するため、血圧・脂質の管理や適切な生活指導も大切です。

■ 糖尿病網膜症

網膜症は、進行した段階でも自覚症状が出ず、黄斑浮腫や硝子体出血、牽引性網膜剝離といった症状が出たころには、重症になっていることがあります。また、糖尿病が原因で緑内障や白内障になることもあります。患者には定期的な眼科受診が大切であることや、半年から1年に1回は眼科を受診することを伝えます。

■ 糖尿病性腎症

糖尿病性腎症の初期には症状がなく、アルブミン尿がその兆候を示します。腎症の病期はアルブミン尿と eGFR の2つの検査で決まります。患者と一緒に実際のデータを確認して病期を確認しましょう。腎症の治療は多面的に行う必要があります。高血圧症や脂質異常症、肥満、メタボリックシンドローム（メタボ）の悪化は腎症の進行を早めます。また、禁煙や適度な運動、食事療法も大切なので、生活習慣も含めて状況を確認します。

糖尿病に関連する動脈硬化性疾患

糖尿病に伴う動脈硬化症、または動脈硬化によってもたらされる虚血性臓器障害を糖尿病大血管症といい、①脳卒中、②冠動脈疾患、③末梢動脈疾患（PAD）の3つがあります。糖尿病患者（境界型を含む）では、非糖尿病患者と比較して動脈硬化性疾患の発症頻度が3～5倍と高く、しかも重症化しやすいです。動脈硬化のリスクファクターは、糖尿病に加え、脂質や血圧、喫煙など多岐にわたるため、それぞれを適切に管理できるように説明を続けましょう。

足病変とフットケア

足病変は、神経障害や末梢血管障害、感染症などが原因で起こります。足病変の予防には、患者自身によるフットケア（セルフケア）が欠かせません。まずは足を観察し、保清とスキンケア、白癬などの感染症治療も行います。爪のケアや靴ずれによるけがの予防も重要です。

肥満は万病のもと

肥満者は、糖尿病や高血圧症、脂質異常症などの有病率が高く、併発している人も少なくありません。とくに内臓に脂肪が蓄積した肥満では、脂肪細胞の肥大・増殖に伴ってアディポサイトカインの分泌異常が進行し、生活習慣病が悪化して動脈硬化をひき起こします。

引用・参考文献
1) 江島洋平ほか．"糖尿病性神経障害見える化シート"．最高で最強の糖尿病患者説明シート57，糖尿病ケア2021年春季増刊．細井雅之編．大阪，メディカ出版，2021，62-5.
2) 江島洋平ほか．"糖尿病網膜症見える化シート"．前掲書1)，66-9.
3) 和田淳．"糖尿病性腎症見える化シート"．前掲書1)，70-3.
4) 長澤幹ほか．"動脈硬化って何？：糖尿病大血管症"．前掲書1)，82-5.
5) 佐々木敦美ほか．"高血圧、肥満、メタボ……何が悪いの？糖尿病と関係あるの？"．前掲書1)，86-9.
6) 有村愛子ほか．"糖尿病になると足を切るってほんと？：フットケア、重症化予防"．前掲書1)，90-3.

第1章 糖尿病

9 糖尿病の食事療法（再診）

三大栄養素について知ろう

「炭水化物」「たんぱく質」「脂質」を三大栄養素と呼びます。おもに血糖値に影響をおよぼす栄養素は炭水化物ですが、脂質とたんぱく質も影響をおよぼします。

■ 炭水化物

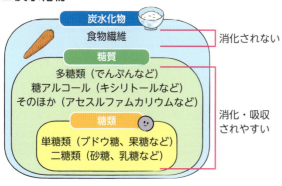

炭水化物には、エネルギーになる糖質とエネルギーにならない食物繊維があります。糖質は食べたあと、すみやかな血糖上昇につながります。食べすぎると高血糖になってしまいます。

食物繊維はほとんど消化・吸収されません。食後の血糖値を上げる原因とならないばかりか、血糖上昇をおさえるはたらきがあります。

■ たんぱく質

たんぱく質は、筋肉、臓器、髪の毛、ホルモン、酵素など、体の中の多くのものをつくり、栄養素の運搬を行います。

良質なたんぱく質がとれる1日の献立例

朝食
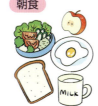
食パン1〜2枚、目玉焼き1個、野菜サラダ、牛乳1杯、りんご1/2個

昼食

ご飯150〜200g、けんちん汁、鮭のムニエル1切れ、ほうれん草の和えもの

夕食

ご飯150〜200g、豆腐のみそ汁、ハンバーグ1個、温野菜

エネルギー量：約1,600〜1,840kcal　　たんぱく質量：約70〜75g（16〜17％エネルギー比）

■ 脂質

太るのは脂質が原因？

脂質が太りやすいといわれるのは、たんぱく質と炭水化物が1gで4kcalのエネルギーであるのに対し、脂質は1gで9kcalであるためです。しかし、脂質だけが太る原因ではありません。体重が気になる場合は食事全体のエネルギー摂取量を見直してみましょう。

脂質の種類とバランスに注目！

脂質は体内で脂肪酸へ分解され、その種類によって体への作用が異なります。食事でとる油をよい油へ置き換えるとよいでしょう。

飽和脂肪酸（脂質全体の30％をめやすにとる）
- 獣肉の脂身やバターなど
- 血中LDL（悪玉）コレステロールの増加やインスリン抵抗性の増悪に関与する
- とりすぎに注意！

一価不飽和脂肪酸（脂質全体の40％をめやすにとる）
- オリーブ油やなたね油など
- 血中LDL（悪玉）コレステロールを減らす
- 比較的酸化されにくい

多価不飽和脂肪酸（脂質全体の30％をめやすにとる）
- 魚の油やえごま油など
- 血中LDL（悪玉）コレステロールを減らす
- 高血圧、動脈硬化の予防に効果あり
- 加熱しすぎに注意

食事の「できない」を解決するヒント集

食べる量が減らせない／食べすぎてしまう
- ☐ 食事の最初にあたたかいお茶をゆっくり味わって飲む
- ☐ 野菜料理を先に食べる
- ☐ カット野菜を買い、サラダを1品つける
- ☐ 食材を大きめに切る、かためにゆでる
- ☐ とりあえず、ご飯のおかわりだけはやめる

野菜が食べられない／野菜が足りない
- ☐ ミニトマトやきゅうりなど、そのまま食べられる野菜を常備する
- ☐ すぐに食べられるよう野菜を下準備してストックしておく
- ☐ 野菜を切る便利グッズを購入する
- ☐ 野菜がいろいろ入ったスープをつくりおきする
- ☐ 夕食の野菜料理を多めにつくり、翌日も食べるようにする

おやつ・間食がやめられない
- ☐ 低エネルギーの食品を備えておき、とりあえず口に入れる
- ☐ ミント味のものを口にする。ガム、タブレット、ハーブティー（食欲をしずめる効果がある）などがおすすめ
- ☐ 何かを食べたらすぐに歯磨きをする
- ☐ 手持ちぶさたにしない、用事をつくる
- ☐ 体を動かす、運動をする（運動は食欲増強ホルモンであるグレリンの分泌を抑える）

続かない／三日坊主になる
- ☐ 100％をめざさない
- ☐ 小さな目標をコツコツ積み重ねる
- ☐ 実践したことが目に見えるようにカレンダーに書き込む
- ☐ 三日坊主になっても気持ちを切り替えてもう一度始める
- ☐ 3日単位、1週間単位など心の余裕をもって取り組む

あなたの「これならできる」を書いてみましょう！

- ☐
- ☐
- ☐

糖尿病とお酒の関係

多量飲酒は糖尿病の発症を促進し、脂肪肝や高血圧、循環器疾患をひき起こします。肝疾患や膵疾患がある人は禁酒が必要ですが、飲酒する場合は主治医の指示に従い、純アルコール20g/日程度をめやすにします。

純アルコール20gに相当する酒量

ビール	1本（500mL）	ワイン	グラス2杯弱（200mL）
焼酎（25度）	グラス1/2杯（100mL）	ウイスキー	ダブル1杯（60mL）
日本酒	1合（180mL）	チューハイ（7%）	缶1本（350mL）

三大栄養素

三大栄養のうち、炭水化物（糖質）とたんぱく質は1gあたり約4kcal、脂質は1gあたり約9kcalのエネルギーとなります。

■ 炭水化物

エネルギーになる糖質とエネルギーにならない食物繊維があります。糖質のなかでも、ご飯やパンやめん類、いも類に多く含まれる多糖類（でんぷん）と比べ、単糖類（ブドウ糖、果糖など）や二糖類（砂糖や乳糖など）である糖類は食後高血糖につながりやすいです。菓子類は単糖類や二糖類を多く含むため、ご飯を減らしてお菓子を食べることはすすめられません。「糖類ゼロ」と表記があっても、多糖類が含まれていると血糖上昇につながるため注意が必要です。

食物繊維は、食後の血糖値上昇を抑制し、血清コレステロールの増加を防ぎ、便通を改善します。1日20g以上摂取しましょう。

■ たんぱく質

たんぱく質は人体の20%を占めています。サルコペニアやフレイルを予防するために、高齢者ではたんぱく質摂取量が不足しないことが重要です（原則として、たんぱく質15〜20%エネルギー比程度を目安とする）。

サルコペニアに肥満を合併したサルコペニア肥満の場合もあります。サルコペニア肥満では、脂質異常症となるリスクが高く、心血管疾患による死亡のリスクも上昇します。高齢者ではたんぱく質不足が寿命期間にもかかわるのです。

■ 脂質

脂質は高エネルギーですが、脂質のとりすぎだけが体重増加の原因ではありません。食事内容を総合的に評価し、摂取エネルギーと消費エネルギーのバランスも確認します。脂質は体内で脂肪酸へと分解されます。脂肪酸は大きく飽和脂肪酸と不飽和脂肪酸に分類されます。動脈硬化を予防するには、多価不飽和脂肪酸、とくにn-3系脂肪酸の摂取がすすめられます。n-3系脂肪酸は、脂質の多い魚介類やえごま油などに多く含まれます。一方、獣肉の脂身やバターなどに含まれる飽和脂肪酸は、過度に摂取すると、血液中のLDLコレステロール上昇やインスリン抵抗性増悪にかかわるため注意します。

飲酒は適量を守る

アルコールは、適量（純アルコール20g/日程度）を楽しむことと、何をどのくらいなら飲んでよいのか説明します。適量以上に飲んでいれば、量を減らすよう説明します。飲んでいる総量の把握がむずかしい場合は、休肝日を設定することも有効です。

＊　＊　＊

食事療法は続けることが大切です。「できない」と話す患者には、かんたんな工夫を説明し、これならできるということを一緒に決め、すこしずつ取り組んでもらいましょう。

引用・参考文献

1) 乙社あかりほか. "意外と知らない！炭水化物について". 最高で最強の糖尿病患者説明シート57, 糖尿病ケア2021年春季増刊. 細井雅之編. 大阪, メディカ出版, 2021, 128-31.
2) 長谷教代ほか. "糖尿病患者さんこそ、たんぱく質が重要！". 前掲書1), 132-7.
3) 藤田美晴. "脂質は太るから食べちゃだめ？". 前掲書1), 138-41.
4) 藤田美晴. "「できない」が「できる！」に変わる食事療法のヒント集". 前掲書1), 142-5.
5) 海野悠ほか. "お酒との上手な付き合いかた、教えます！". 前掲書1), 154-7.

第1章 糖尿病

10 糖尿病の運動療法（再診）

あらゆる機会を活用して、体を動かしましょう

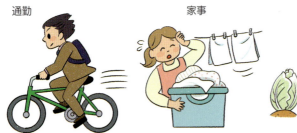

通勤　　家事　　農作業

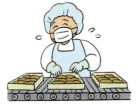

仕事　　レジャー

通勤を自家用車からバスにしてバス停からは歩く、昼休みに体操をする、遠いスーパーに買いものに行く、屋外レジャーを楽しむなど、今すぐできることを考えてみましょう。そして、習慣がついたら、すこしずつ運動量を増やしていきましょう。20分歩く（またはそれに相当する運動）ごとに、脳卒中・心臓病の発症率も死亡率も約1割ずつ低下していくことがわかっています。

手軽にできる筋力（レジスタンス）トレーニングの例

■ 自分の体重を利用したトレーニング（自重トレーニング）

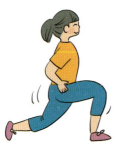
フロントランジ

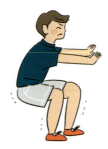
スクワット

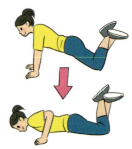
膝つき腕立て伏せ

■ かんたんな道具を用いたトレーニング

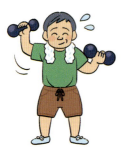
ダンベル体操

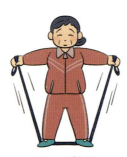
チューブ体操

疲労感を感じるまで反復すれば、運動の負荷強度に関係なく、低負荷でも高負荷でも筋肉量増加に対するトレーニング効果はほぼ同じです。

すべての活動が運動療法になる

　患者が運動療法をできない最大の理由は「多忙」です。しかし、体を動かすすべての仕事（家事を含む）やレジャーには、運動療法としての効果があります。「運動をする時間がない」という患者には、あらゆる機会を活用して体を動かすように説明します。

　たとえば、通勤を自家用車からバスや電車にして一駅分歩く、昼休みに短時間でも体操やウォーキングをする、遠くのスーパーマーケットに買いものに行く、屋外レジャーをするなど、現在の生活のなかでもできることを患者と一緒に考えてみましょう。

　運動が習慣化できたら、すこしずつ量を増やしていきましょう。医療者が、体重や血糖値などの結果をフィードバックすることで、患者のモチベーションアップを図ります。糖尿病運動療法の効果をまとめたメタアナリシスによると、1日20分の歩行に相当する運動量（＝1METs・時）が増えるごとに、心血管疾患リスクと死亡リスクが約10％ずつ低下していくことが示されています。多忙であっても、1日20分を目標に運動の時間をつくるようにしましょう。

筋力（レジスタンス）トレーニングも重要

　筋力（レジスタンス）トレーニングには、重量物（ウエイト）を重力に抗して持ち上げるもの（マシン、バーベル、ダンベル、自分の体重）、ゴムの張力を抵抗にするもの（チューブ、ラバーバンド、水の抵抗を利用するもの（水中運動）があります。

　いずれのトレーニングも、筋群に対して過負荷の運動刺激を与えることが基本です。自重ト

レーニングの場合は、同じ動作を疲労するまで、10〜15回ほどくり返すことが原則です。疲労感を感じるまで反復すれば、運動強度に関係なく、低負荷でも高負荷でも筋肉量増加に対するトレーニング効果はほぼ同じです。一方で、筋力向上に対する筋力トレーニングの効果は、トレーニングに用いる負荷強度に強く依存するといわれています。筋力トレーニングを行うと、日常生活の動作がしやすくなるだけでなく、身体活動量が増えて血糖管理にもよい効果をもたらします。

引用・参考文献

1) 曽根博仁. "場所も時間もないあなたへ：おすすめの運動療法". 最高で最強の糖尿病患者説明シート57, 糖尿病ケア2021年春季増刊. 細井雅之編. 大阪, メディカ出版, 2021, 182-7.
2) 井垣誠. "体力に自信がないあなたへ：筋力を維持できる運動療法". 前掲書1), 188-91.

第1章 糖尿病

11 糖尿病の薬物療法（再診）

シックデイ

糖尿病患者さんにおいて、病気やけが、精神的なストレスなどにより血糖値が急激に変動する状態をシックデイと呼びます。

- 発熱が続く
- 嘔吐・下痢が続く
- 食事が食べられない
- 高血糖が続く
- ひどく体がだるい、意識がもうろうとする

シックデイのときは、次のことを守りましょう（シックデイルール）。

- 早めにかかりつけ医に相談する
- 脱水にならないように、水やお茶で水分補給を行う
- 食事は（おかゆ・めん類、果汁など）で糖分を摂取する
- 血糖測定をこまめに行う
- 血糖降下薬とインスリン製剤は調整が必要

食事の内容も変わるので、ふだんから医療者とシックデイのときの対応を話し合っておきましょう。

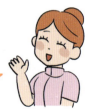

■ シックデイ時の血糖降下薬調節のめやす

シックデイ時に中止すべきもの	ビグアナイド薬、SGLT2阻害薬
食事量によって減量・中止が必要なもの	スルホニル尿素（SU）薬、速効型インスリン分泌促進薬（グリニド薬）
腹部症状がある場合は中止するもの	α-グルコシダーゼ阻害薬（α-GI）、GLP-1受容体作動薬
食事がとれれば継続可能なもの	チアゾリジン薬、DPP-4阻害薬
あなたの使用しているお薬は……	

■ シックデイ時のインスリン製剤調節のめやす

- 食事がまったくとれない場合でも、インスリン製剤を自己判断で中止しないでください
- 短時間作用型インスリンは、血糖値や食事量にあわせて調整する必要があります
- 食前に食事量が予想できない場合は、食べたぶんだけ食直後に打つようにしてください
- 長時間作用型インスリンは基本的に減量は不要ですが、食事がまったくとれないと減量が必要になる場合があるため、かかりつけ医に確認してください

自己判断せず、まずはかかりつけ医に相談してください！

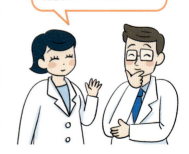

シックデイとは

糖尿病患者では、急性疾患や外傷などによるさまざまな身体的・心理的ストレスによって血糖コントロールが悪化します。それに加えて、食欲低下による摂取エネルギー不足や嘔吐・下痢による吸収不足の状態においてはケトーシスが助長されたり、糖尿病治療薬の継続使用により低血糖を起こすこともあります。これら一連の経過を指してシックデイと呼びます。

シックデイ時に適切な対処が行われないと、ケトアシドーシスや高浸透圧高血糖状態に進行したり、不適切な薬剤使用により逆に低血糖に陥る危険があります。そのため、患者自身がシックデイ時の対応方法について日ごろより理解しておく必要があります。

シックデイになったときの対応

もっとも重要なことは、ふだんからかかりつけの医療機関に相談できる体制を確立させておくことです。患者自身の判断で間違った対応をした結果、状態をかえって悪化させてしまう可能性もあります。そのため、対応方法がわからないときは、かならずかかりつけ医に相談してもらうように伝える必要があります。

次に、脱水予防のために十分な量の水分を摂取することと、ケトーシスを増悪させないためにできるだけ摂取しやすい形態の炭水化物（おかゆ、めん類、果汁など）を摂取することを伝えます。

糖尿病治療薬の調節

シックデイ時の血糖降下薬の調節は、患者個々の病態および摂食状況によって大きく異なります。シックデイ時に中止すべきものはビグアナイド薬と SGLT2 阻害薬です。そのほかの薬剤も、食事量によって減量・中止が必要なものがありますが、患者の自己判断にまかせず、ふだんから医師が指示する必要があります。

インスリン製剤は、1型・2型によって調節の程度が異なります。インスリンの基礎分泌が高度に障害されている1型糖尿病では、シックデイ時においても基礎インスリン量は減量せずに、追加インスリンのみ食事量に応じて増減します。食欲がなく食前に食事量が予測できない場合は、食直後に超速効型インスリン製剤を投与するようにします。

また、2型糖尿病ではインスリン基礎分泌の残存の程度が患者により異なるため、基礎分泌が枯渇している場合は1型糖尿病に準じた調整を行う必要があります。反対にインスリン分泌能が保たれている患者では、摂食量の低下などがある場合、低血糖を回避するために基礎インスリンを減量する場合もあります。

＊　　＊　　＊

シックデイは誰でも経験する可能性があるため、わからないことがあれば自己判断せずにかかりつけ医に相談するよう伝えましょう。

引用・参考文献

1) 山本雅昭ほか. "シックデイってどんな日？ 薬はどうすればいいの？". 最高で最強の糖尿病患者説明シート57, 糖尿病ケア 2021 年春季増刊. 細井雅之編. 大阪, メディカ出版, 2021, 230-3.

第1章 糖尿病

12 糖尿病の運動療法（再診②）

運動療法を継続・実践するための5つのポイント

❶ 運動しやすい服装・靴を準備する

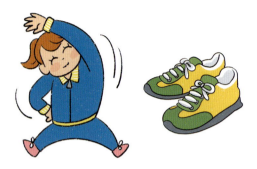

運動しやすい服や靴を目につくところに置いて、運動する意識を高めましょう。

❷ 運動する場所・道具を決める

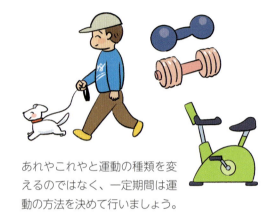

あれやこれやと運動の種類を変えるのではなく、一定期間は運動の方法を決めて行いましょう。

❸ 歩数計を使う

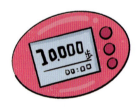

毎日、1日の歩数を記録して、その日の行動をふり返りましょう。

❹ 生活活動を十分に行う

生活活動は、ウォーキングなどの運動に匹敵する効果があります。

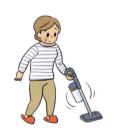
掃除機をかける

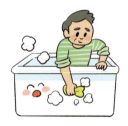
風呂を洗う

❺ 座位時間を減らす

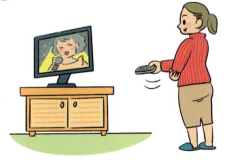

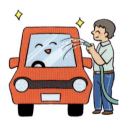
洗車する

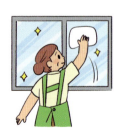
窓を拭く

座りがちな生活を送っている人は、まずは座位時間を減らし、立つことから始めましょう。

運動療法の継続・実践を患者と一緒に考える

運動療法は、食事療法や薬物療法などのほかのセルフケア行動と比べて継続率が低い治療です。医療者はそれを理解したうえで、運動の方法を提案すべきだと考えます。継続するためにはどのような工夫が必要か、患者と一緒に考えてみましょう。本稿では、提案の一例を示します。

運動の工夫

■ 運動しやすい服装・靴を準備する

運動のための服装・靴を用意してもらい、運動することを意識できるようにします。靴は靴箱にしまわず、玄関に出しておくとよいでしょう。

■ 運動する場所・道具を決める

運動を実践できない人の多くは、「運動する場所がない」「運動の方法がわからない」という理由をあげます。運動指導の際には、運動の方法に加えて、どこで運動を行うか（場所）を明確にすべきです。運動をする場所には、近くの公園やジム、自宅内など多くの場所が想定されます。また、毎回運動の方法を変えることは悪いことではありませんが、自分に適した慣れた運動を続けることは、関節痛などのアクシデントの発生を最低限におさえることができると思われます。

■ 歩数計をつける

一般的に、10分間歩いたときの歩数は約1,000歩です。したがって、ウォーキングでは運動時間がわかれば歩数は予測できます。患者自身の運動やさまざまな生活活動（仕事の作業や家事動作など）がどのくらいの歩数になるか測定することをおすすめします。活動量（歩数）を増やすポイントが見つかるかもしれません。

■ 生活活動を十分に行う

ふだんの生活では、忙しくてなかなか運動の時間がつくれないという人も多いです。掃除機をかけること、風呂の掃除、洗車、窓拭きなどの生活活動は、ウォーキングなどの運動に匹敵する効果が期待できます。

■ 座位時間を減らす

座ることの多い生活を送っている人は、まずは座位時間を減らし、立つことから始めるようアドバイスします。具体的には、家で立ってテレビを見ることなどがあげられます。デスクワークが中心の生活を送っている人は、30分に1回は立ち上がり、足踏みをしたりすこし歩くだけで、血糖値を下げる効果があることが報告されています。

引用・参考文献

1） 井垣誠. "運動がなかなか続かないあなたへ：運動療法を継続できるコツ". 最高で最強の糖尿病患者説明シート57, 糖尿病ケア2021年春季増刊. 細井雅之編. 大阪, メディカ出版, 2021, 192-5.

13 糖尿病の治療（再診②）

糖尿病の治療はやめることができる？

糖尿病は進行性の疾患であり、
治療をやめられる可能性は低いです。

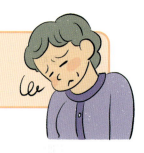

ただし、血糖管理が安定していて、
一定の条件を満たすときには
治療をゆるめることができる可能性があります。

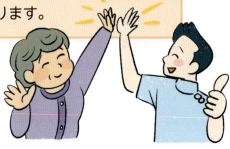

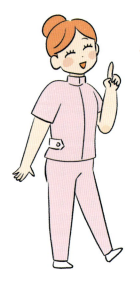

完全にやめることはむずかしいですが、
生活の質（QOL）を低下させない治療
への変更ができるようになっています。

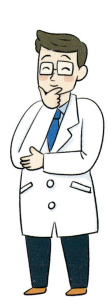

治療は継続が必要だが、緩和は可能

「糖尿病はいつになったら治りますか？」「いつまで治療すればよいですか？」という質問を、ときどき患者から受けることがあります。現在の医療では、1型糖尿病は完治できません（将来的に移植治療で完治が可能になる可能性はあります）。一方で2型糖尿病も、膵臓のβ細胞の機能が徐々に低下する進行性の疾患であることが報告され、原則的には治癒することはないと考えられています。一部の例外は高度肥満の人が減量手術を受けた場合で、一定の確率で寛解する人がいることが知られています。それ以外の場合は、仮に食事療法や薬物療法などによりHbA1cが正常化していたとしても、その治療をすべてやめると、HbA1cはふたたび上昇してしまうことがほとんどです。

糖尿病だと診断されると、何の希望もないのでしょうか。しかし、厳格な食事療法を緩和できたり、生活習慣の改善などにより経口血糖降下薬の投薬数、投与量の減量を行うことは可能です。また、導入したインスリン製剤やGLP-1受容体作動薬を中止できる可能性もあります。

糖尿病のない人と変わらない人生を目標に

食事療法を完全に中止することは困難ですが、食事制限から個別の病態、嗜好に応じた食事目標へ変えることで、摂取エネルギーの増加が期待できます。

経口薬に関しては、軽症の糖尿病の場合や、過度な食事、大量の間食、大量飲酒などの生活習慣に問題の多かった患者が、生活習慣を是正することで経口薬を減量または中止することが可能です。罹病期間が長く、インスリン分泌能が低下したりインスリン抵抗性の強い患者では

経口薬の減量がむずかしいですが、配合薬の使用などによる錠数の削減をはかることができます。

注射薬を使用している患者は、注射薬の種類を変えることで、注射頻度を減らすことができます。また、注射薬から経口薬へ変更できることがあります。

引用・参考文献
1) 山川正．"糖尿病の治療はいつになったらやめられるの？". 最高で最強の糖尿病患者説明シート57. 糖尿病ケア2021年春季増刊. 細井雅之編. 大阪，メディカ出版，2021，248-53.

14 糖尿病の合併症（再診③）

腎臓と透析について知りましょう

■ 透析期の生活

腹膜透析　　血液透析　　腎移植

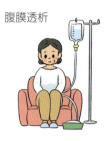
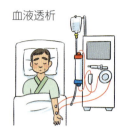
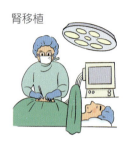

3つの治療法があります。糖尿病性腎症では、いずれの治療も可能です。自分の生活や病状にあわせて、治療法を選択しましょう。

■ 腎臓について

あなたの腎臓はどこにある？
- そら豆のような形で大人の**握りこぶし**の大きさ
- **腰のやや上**に背骨をはさんで**左右に1個ずつ**ある
- **細い血管のかたまり**（糸球体）とそこから伸びる管（尿細管）のセットであるネフロンが、1つの腎臓に**約100万個**も詰まっている
- ※ネフロンの全長：**約100km**

どのようなはたらきをしている？
- **老廃物**を**おしっこ**として排泄する（体の中をきれいにする）
- **体液量や電解質バランス**を調整する
- **血圧**を調整する
- **血液**をつくる（造血ホルモン：エリスロポエチン）
- **骨を強く**する ビタミンDの活性化

あなたの腎臓が悪くなるとどうなる？
- **老廃物**が体にたまる
- 顔や足が**むくむ**、カリウムなどの電解質が上がる
- **血圧**が上がる
- **貧血**になる
- **骨がもろく**なる

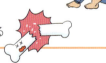

しかし……腎臓は**ほとんど症状がないまま**、静かに悪くなっていきます。

- 加齢により、年間の腎機能は eGFR 0.36mL/分/1.73m^2 ずつ低下します。これは1日でネフロンが20個消失することを意味します。
- 症状がなくても**早期**から**腎臓を守る！悪くしない！**ように体を気遣い、**体調のよい毎日**を過ごしましょう！
- **腎臓の状態**にあわせた生活や手当て（治療・療養）をしましょう！

歯周病や感染症も糖尿病患者さんに多い併存疾患

■ 歯周病
歯周病は糖尿病患者さんに多く、互いに悪影響を与えます。糖尿病と歯周病の両方を治療しましょう。歯周治療によりHbA1cは0.36%低下し、血糖コントロールを改善することもわかっています。

■ 感染症
肺炎を含む感染症は糖尿病患者さんの死因の17%を占めます。日ごろから、予防・対策を忘れてはいけません。糖尿病患者さんがインフルエンザにかかると重症化することも多く、インフルエンザになったあとに肺炎を発症するケースも多いです。

サルコペニア・フレイルとは

■ サルコペニア
サルコペニアは、健康な人と比べて筋肉の量が減り、筋力や体のはたらきが落ちている状態のことで、以下のような症状がみられます。
- 横断歩道を青信号のうちに渡りきれない
- 階段の昇降が困難
- ペットボトルなどのふたを開けられない
- ものをよく落とす

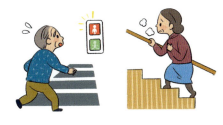

■ フレイル
フレイルは、加齢とともに体の予備能力の低下によっていろいろな病気になりやすくなる、健康と要介護のあいだの状態のことです。

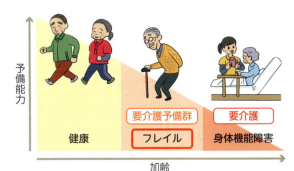

がん、認知症にも注意

■ がん
糖尿病はがんの発生と関係があり、糖尿病ではない人と比べて、すべてのがんのリスクが1.2倍、そのほかのがんにおいては肝臓がん1.97倍、膵臓がん1.85倍、大腸がん1.4倍に上昇します。健康的な食事・運動・禁煙・節酒を心がけ、定期的にがん検診を受けましょう。

＼ このようながん検診があります ／

がん検診の種類	対象者	実施間隔	検査方法
胃	40歳以上の男女	年1回	問診および胃部エックス線検査
子宮	20歳以上の女性	2年に1回	問診、視診、子宮頸部の細胞診および内診
肺	40歳以上の男女	年1回	問診、胸部エックス線検査および喀痰細胞診
乳腺	40歳以上の女性	2年に1回	問診、視診、触診および乳房エックス線検査（マンモグラフィ）
大腸	40歳以上の男女	年1回	問診および便潜血検査

毎年検診を受けましょう！

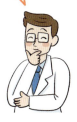

■ 認知症
糖尿病は、認知症の危険因子の一つである可能性があります。

＼ 糖尿病患者では認知症の発症リスクが上昇します ／
- アルツハイマー型認知症　**1.5倍**
- 脳血管性認知症　**2.5倍**

糖尿病と透析

糖尿病性腎症第4期（GFR高度低下・末期腎不全期）になったら、患者に腎不全の3つの治療（腹膜透析・血液透析・腎移植）を説明し、理解と心の準備をしてもらいます。

患者のなかには、自分の腎臓の位置やはたらきを理解できていないために、腎臓の状態をとらえられない人がいます。まずは「患者が腎臓という臓器をどの程度理解しているのか」を、腎臓の特徴やはたらきを説明しながら見きわめましょう。患者の理解力に応じて言葉を選び、わかりやすい用語や言葉で患者の表情や反応をみながら説明を工夫し、ふだん意識することのない腎臓に関心が向くように促すことが、糖尿病透析予防支援の第一歩です。

症状がなくても早期から腎臓を守り、悪化させないことが大切であることを伝え、腎臓の状態にあわせた治療や療養で体を気遣い、調子のよい体づくりをすることを後押しできるようにかかわりましょう。

注意したい併存疾患

■ 歯周病

糖尿病患者は1型・2型にかかわらず、健常人と比較して有意に歯周病の発症率が高いです。また、血糖管理不良の糖尿病は歯周病の進行に関与し、歯周病を悪化させると考えられています。一方、重症の歯周病を放置すると、糖尿病を発症するか、あるいは糖尿病が悪化する可能性があります。糖尿病患者では、歯周病治療により3〜4か月後に統計学的有意にHbA1cを0.36％改善したというメタアナリシスがあります。また、歯周病は動脈硬化、虚血性心疾患、慢性腎臓病（CKD）、アルコール性脂肪肝炎な

どの生活習慣病との関連があると考えられています。糖尿病患者にとって、口腔衛生管理は糖尿病の血糖管理だけでなく、全身の健康に影響を与えている可能性があります。

■ 感染症

感染症は糖尿病患者の死因の17.0％を占めるため、感染症対策・予防を忘れてはいけません。糖尿病患者は、尿路感染症や皮膚感染症に加えて、肺炎による入院が多いとされています。また、肺結核の感染リスクが高く、重症化して治療に難渋することが多いです。さらに糖尿病では若年であってもインフルエンザで入院することが多く、インフルエンザ罹患後の肺炎の頻度が高いとされています。

■ サルコペニア・フレイル

サルコペニアやフレイルは、患者には聞き慣れない言葉だと思うので、なるべく簡潔に説明します。たとえば、サルコペニアは「筋肉が減って日常生活が不自由になること」、フレイルは「要介護予備群」というようにわかりやすい言葉に置き換え、その後具体的な例をあげて説明しましょう。

■ がん

糖尿病はがんの発生と関係があります。また、糖尿病治療で通院中の患者ががんになることもあります。患者のなかには、「通院をしていたら大丈夫。がんにもならない」と安心している人もいます。糖尿病治療のための通院のほかに、定期的ながん検診をすることが大切です。年齢や性別、家族歴を考慮した科学的根拠に基づくがん検診を受けることの重要性を、患者に理解してもらいましょう。

認知症

　認知症は高齢糖尿病患者の血糖管理を悪化させるとともに、患者ケアのうえでも近年大きな問題となっています。

　認知症は、適切な治療によって予防や症状の進行を遅らせることが期待できます。たんぱく質を含んだバランスのよい食事をとり、転倒に気をつけながら無理のないウォーキングや筋力（レジスタンス）トレーニングを行うことで、体重減少・筋力低下による虚弱を防ぎましょう。計算やしりとりと運動を組み合わせた「コグニサイズ」も注目されています。血糖値や血圧、脂質をきちんと管理し、喫煙をせずに血管や心臓を健康に保つことが重要だとされています。糖尿病治療薬を処方されている場合は、低血糖を避ける工夫も重要です。

　また、社会とのつながりが保たれていることも認知症予防に役立ちます。周囲が変化に早く気づけるよう、主治医だけでなく多職種で身体機能や認知機能、心理状態や社会・経済状況などについて共有しましょう。そして、家族によるサポートに加えて医師、看護師、薬剤師、介護スタッフなどと連携し、さまざまな方法で患者本人を支えていくことが重要です。

引用・参考文献

1) 和田淳. "透析になったら何がどうなる？：生活・症状". 最高で最強の糖尿病患者説明シート57, 糖尿病ケア2021年春季増刊. 細井雅之編. 大阪, メディカ出版, 2021, 74-7.
2) 佐藤真理子ほか. "透析を予防するためにどうするの？ 透析予防指導シート". 前掲書1), 78-81.
3) 倉野美穂子ほか. "糖尿病になると歯も悪くなるの？". 前掲書1), 94-7.
4) 古川慎哉. "糖尿病になると肺炎もひどくなるの？：糖尿病と感染症". 前掲書1), 98-101.
5) 中山良朗ほか. "「サルコペニア」「フレイル」って何？ 糖尿病との関係は？". 前掲書1), 106-9.
6) 中山良朗ほか. "糖尿病とがんは関係があるの？". 前掲書1), 110-3.
7) 永井義幸ほか. "認知症も糖尿病の合併症？ 予防できるの？". 前掲書1), 114-7.

第1章 糖尿病

15 透析を防ぐための食事療法（再診③）

腎臓を守る食事療法

■ うす味にして腎臓への負担を軽くしましょう

食塩をひかえる工夫

- 漬けもの、梅干し、つくだ煮、加工食品（ハムやちくわ）などの食塩を多く含む食品を避ける、ひかえる
- めん類の汁は残す、汁ものは具だくさんにして汁を少なめにする
- 塩やしょうゆなどをひかえ、うす味でも食べやすい味つけにする

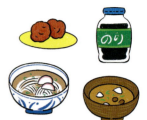

食塩をひかえた料理をおいしくするおすすめ食材

- 酸味でさっぱり……レモン、酢など
- 香味野菜の香りで食べやすく……ねぎ、しそ、ゴマなど
- 香辛料でアクセントを……カレー粉、一味、こしょうなど
- 油のコクをプラスする……ごま油、バターなど
- だしのうまみを効かせる……かつお、昆布、しいたけなど

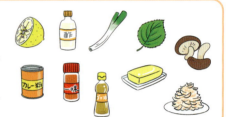

■ 腎臓のはたらきが悪くなってカリウム値が高くなると……

腎臓のはたらきが悪くなると、腎臓から捨てられるはずのカリウムが体の中にたまります。カリウム値が高くなると不整脈などが起こりやすくなるため、カリウムをとりすぎないように注意しましょう。

カリウムを減らす工夫

- 野菜は細かく切って一度ゆで、ゆで汁を捨ててから調理する。

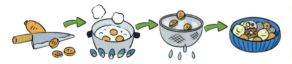

● ゆで汁にカリウムが溶けだします。カレーやシチューなどのゆで汁は、かならず一度捨てましょう。

- 生野菜が食べたい場合は、細かく切ったあと水にさらしてから食べる。

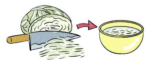

● 水にさらすよりも、ゆでたほうがカリウムは減ります。

- くだものは生で食べるのをやめて、缶詰にする。

● カリウムがシロップに溶けだしているので、シロップは捨てましょう。

これまでの食事療法に加えた注意が必要に

糖尿病性腎症になると、腎臓を守る食事が必要となります。これまでと同様の血糖管理も必要なので、食事のバランスに注意します。

腎臓を守るために新たに追加される食事療法は、①たんぱく質を適量とること、②食塩をひかえること、③カリウムに注意することの3つです。

たんぱく質を適量とる

たんぱく質は体で代謝されたあと老廃物（窒素化合物）になり、腎臓から排泄されます。そのため、たんぱく質を食べれば食べるほど老廃物が増え、腎臓の負担になってしまいます。たんぱく質を減らしたほうが腎臓への負担は減りますが、減らしたたんぱく質分のエネルギーを糖質や脂質で補わないと、骨格筋（たんぱく質）を分解してエネルギーをつくり出します。その結果、老廃物が増えることがあります。とくに高齢者では、サルコペニアの危険性が高まるため注意が必要です。たんぱく質は過剰も過少も問題となるので、「肉や魚を減らしましょう」のような、たんぱく質を減らすだけの説明は避けます。

食塩をひかえ、高血圧を防ぐ

腎臓には血圧をコントロールするはたらきがあるため、高血圧を促す食事をすると腎臓の負担が大きくなります。高血圧を防ぐためには、食塩をひかえる必要があります。食塩を多く含む食品を減らすことはもちろん、習慣的な摂取頻度をひかえることで減塩につながります。そのほかにも、味つけにレモンや酢などの酸味を加えたり、香味野菜や香辛料をアクセントとして使ったりするなど、塩やしょうゆなどの食塩含有量が多い調味料を減らしても、うす味でおいしい食事ができる方法を提案します。

カリウムに注意する

腎臓には余分なカリウムを体外に排泄するはたらきがあるため、腎臓のはたらきが悪くなると血中カリウム値が高くなります。血中カリウム値が高くなるとカリウム制限が必要になりますが、カリウム値が高くない患者でも、生のくだものをとりすぎると急にカリウム値が高くなることがあります。生野菜・くだものをとりすぎると、カリウム値が高くなりやすいことを伝えましょう。

引用・参考文献

1) 光野香織ほか. "糖尿病透析予防指導に使える、腎臓を守る食事療法". 最高で最強の糖尿病患者説明シート57, 糖尿病ケア2021年春季増刊. 細井雅之編. 大阪, メディカ出版, 2021, 170-3.

第1章　糖尿病

糖尿病患者さん向け療養計画書（初診）

（別紙様式9）

生活習慣病　療養計画書　初回用

（記入日：　　　年　　　月　　　日）

患者氏名：	（男・女）

主病：

☑糖尿病　　□高血圧症　　□脂質異常症

生年月日：明・大・昭・平　　　年　　　月　　　日生（　　　才）

ねらい：検査結果を理解できること・自分の生活上の問題点を抽出し、目標を設定できること

【検査・問診】

【検査項目】
- □身長　　　（　　　　　　cm）
- □体重：現在　（　　　　　kg）→目標（　　　　　kg）
- □BMI　　　（　　　　　）
- □腹囲：現在　（　　　　cm）→目標（　　　　cm）
- □栄養状態　（低栄養状態のおそれ　　　良好　　　肥満）
- □収縮期／拡張期血圧（　　　／　　　mmHg）
- □運動負荷心電図
- □そのほか　（　　　　　　　　　　　）

【血液検査項目】（採血日　　　月　　　日）
- □血糖〔□空腹時　□随時　□食後（　　　　）時間〕　　　（　　　　　mg/dL）
- □HbA1c：現在（　　　%）→目標（　　　%）
- □総コレステロール　　（　　　　mg/dL）
- □中性脂肪　　　　　　（　　　　mg/dL）
- □HDLコレステロール　（　　　　mg/dL）
- □LDLコレステロール　（　　　　mg/dL）
- □そのほか　（　　　　　　　　　）

【問診】　□食事の状況　□運動の状況　□たばこ　□そのほかの生活

【①達成目標】：患者と相談した目標

[　　　　　　　　　　　　　　　　　　　　　　　　　　　　　　　　　　　　　　]

【②行動目標】：患者と相談した目標

[　　　　　　　　　　　　　　　　　　　　　　　]

医師氏名　　　　　　　　　　（印）

【重点を置く領域と指導項目】

□食事
- □食事摂取量を適正にする
- □野菜・きのこ・海藻など食物繊維の摂取を増やす
- □油を使った料理（揚げ物や炒め物など）の摂取を減らす
- □節酒：〔減らす（種類・量：　　　　　　　　　　を週　　　回）〕
- □間食：〔減らす（種類・量：　　　　　　　　　　を週　　　回）〕
- □食べ方：〔ゆっくり食べる・そのほか（　　　　　　　　）〕
- □食事時間：朝食、昼食、夕食を規則正しくとる
- □食塩・調味料を控える
- □外食の際の注意事項（　　　　　　　　　　）
- □そのほか　（　　　　　　　　　　）
- **別紙説明シート：1-3 糖尿病の基本の食事療法（初診）**
  1-4 糖尿病患者さんの外食・中食のコツ（初診）

担当者の氏名　　　　　　　　（印）

□運動
- □運動処方：種類（ウォーキング・　　　　　　　　　　　　）
  時間（30分以上・　　　　　　　　）、頻度（ほぼ毎日・週　　　日）
  強度（息がはずむが会話が可能な強さor脈拍　　　拍/分 or　　　　）
- □日常生活の活動量増加（例：1日1万歩・　　　　　　）
- □運動時の注意事項など（　　　　　　　　　　）
- **別紙説明シート：1-5 糖尿病の運動療法（初診）**

担当者の氏名　　　　　　　　（印）

□たばこ
- □非喫煙者である
- □禁煙・節煙の有効性　　□禁煙の実施方法など
- **別紙説明シート：4-1 禁煙の重要性**

担当者の氏名　　　　　　　　（印）

□そのほか
- □仕事　　□余暇　　□睡眠の確保（質・量）　　□減量
- □家庭での計測（歩数、体重、血圧、腹囲など）
- □そのほか（　　　　　　　　　　　　）
- **別紙説明シート：1-1 糖尿病の病態（初診）**
  1-2 糖尿病の合併症（初診）
  4-2 睡眠の重要性

担当者の氏名　　　　　　　　（印）

【服薬指導】　□処方なし　　□薬の説明：**別紙説明シート1-6 糖尿病の薬物療法（初診）**

担当者の氏名　　　　　　　　（印）

【療養を行うにあたっての問題点】	
【ほかの施設の利用状況について】	

※実施項目は、□にチェック、（　　）内には具体的に記入。
※担当者が同一の場合、すべての欄に署名する必要はない。

患者署名	
医師氏名	（印）

48

糖尿病患者さん向け療養計画書（再診）

（別紙様式9の2）

生活習慣病　療養計画書　継続用　　　　　　　　（記入日：　　　年　　　月　　　日）（　　　）回目

患者氏名：	（男・女）

主病：
☑糖尿病　　□高血圧症　　□脂質異常症

生年月日：明・大・昭・平　　　年　　　月　　　日生（　　　才）

ねらい：重点目標の達成状況を理解できること・目標再設定と指導された生活習慣改善に取り組めること

【検査・問診】

【検査項目】
- □体重：現在（　　　　　　kg）→目標（　　　　　　kg）
- □DMI　　　（　　　　　　）
- □腹囲：現在（　　　　　cm）→目標（　　　　　cm）
- □栄養状態　（低栄養状態のおそれ　　良好　　肥満）
- □収縮期／拡張期血圧（　　　／　　　mmHg）
- □運動負荷心電図
- □そのほか　（　　　　　　　　　　　　　　　）

【血液検査項目】（採血日　　　月　　　日）
- □血糖〔□空腹時　□随時　□食後（　　　）時間〕
　　　　　　　　　　　　（　　　　　　　mg/dL）
- □HbA1c：現在（　　　%）→目標（　　　%）
- □総コレステロール　（　　　　　　mg/dL）
- □中性脂肪　　　　　（　　　　　　mg/dL）
- □HDLコレステロール（　　　　　　mg/dL）
- □LDLコレステロール（　　　　　　mg/dL）
- □そのほか（　　　　　　　　　　　　　　　）

【目標の達成状況と次の目標】：患者と相談した目標

①達成目標】：患者と相談した目標

[　　　　　　　　　　　　　　　　　　　　　　　　　　　　　　　　　　　　　　]

②行動目標】：患者と相談した目標

[　　　　　　　　　　　　　　　　　　　　　　　]

医師氏名
（印）

【重点を置く領域と指導項目】

□食事
- □今回は、指導の必要なし
- □食事摂取量を適正にする　　　　　　　　　　　　□食塩・調味料を控える
- □野菜・きのこ・海藻など食物繊維の摂取を増やす　□外食の際の注意事項（　　　　　）
- □油を使った料理（揚げ物や炒め物など）の摂取を減らす　□そのほか（　　　　　）
- □節酒：〔減らす（種類・量：　　　　　　　　　　　を週　　　　回）〕
- □間食：〔減らす（種類・量：　　　　　　　　　　　を週　　　　回）〕
- □食べ方：〔ゆっくり食べる・そのほか（　　　　　　　　　）〕
- □食事時間：朝食、昼食、夕食を規則正しくとる
- □別紙説明シート：1-9 糖尿病の食事療法（再診）
　　　　　　　　　1-15 透析を防ぐための食事療法（再診③）

担当者の氏名
（印）

□運動
- □今回は、指導の必要なし
- □運動処方：種類（ウォーキング・　　　　　　　　　　　　　　　）
　　時間（30分以上・　　　）、頻度（ほぼ毎日・週　　　日）
　　強度（息がはずむが会話が可能な強さor脈拍　　　拍/分 or　　　）
- □日常生活の活動量増加（例：1日1万歩・　　　　　　）
- □運動時の注意事項など（　　　　　　　　　　　　）
- □別紙説明シート：1-10 糖尿病の運動療法（再診）
　　　　　　　　　1-12 糖尿病の運動療法（再診②）

担当者の氏名
（印）

□たばこ
- □禁煙・節煙の有効性　　□禁煙の実施方法など
- □別紙説明シート：4-1 禁煙の重要性

担当者の氏名
（印）

□そのほか
- □仕事　　□余暇　　□睡眠の確保（質・量）　　□減量
- □家庭での計測（歩数、体重、血圧、腹囲など）
- □そのほか（　　　　　　　　　　　　　　）
- □別紙説明シート：1-7 糖尿病の病態（再診）
　　　　　　　　　1-8 糖尿病の合併症（再診）
　　　　　　　　　1-13 糖尿病の治療（再診②）
　　　　　　　　　1-14 糖尿病の合併症（再診③）
　　　　　　　　　4-2 睡眠の重要性

担当者の氏名
（印）

【服薬指導】 □処方なし　　□薬の説明：別紙説明シート1-11 糖尿病の薬物療法（再診）

担当者の氏名
（印）

【療養を行うにあたっての問題点】

【ほかの施設の利用状況について】

※実施項目は、□にチェック、（　　　）内には具体的に記入。
※担当者が同一の場合、すべての欄に署名する必要はない。

患者署名
医師氏名
（印）

第 2 章

高血圧症

第2章 高血圧症

1 高血圧症の病態（初診）

高血圧症は何が問題なの？

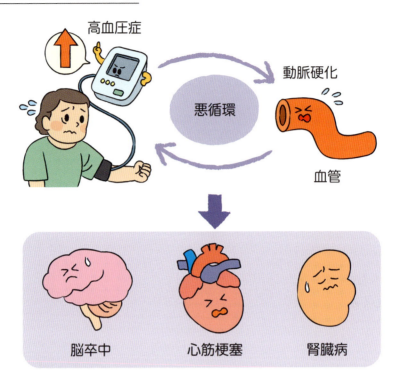

血圧の高い状態を放置すると、動脈硬化がすすみ、血管がかたく、狭くなっていきます。すると、脳血管の詰まる脳卒中や、心臓の血管が詰まる心筋梗塞を起こしやすくなります。さらに、腎臓にも動脈硬化が起こると腎臓病になります。

高血圧症の原因

高血圧症には「本態性高血圧（ほんたいせい）」と「二次性高血圧（にじせい）」があります。

本態性高血圧の原因

①生活習慣
　□食塩のとりすぎ
　□ストレス
　□感情の激変
　□肥満
　□飲酒
　□過労
　□運動不足
　□メタボリックシンドローム
②遺伝的な体質

二次性高血圧の原因疾患

①腎臓と関連
　□腎血管性高血圧
　□腎実質性高血圧
②内分泌性
　□原発性アルドステロン症
　□クッシング症候群
　□褐色細胞腫
　□甲状腺機能低下症
　□甲状腺機能亢進症
　□副甲状腺機能亢進症

③そのほか
　□睡眠時無呼吸症候群
　□薬剤誘発性高血圧
　□大動脈縮窄症
　□脳幹部血管圧迫

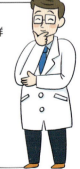

日本高血圧学会ほか編．高血圧の話／日本高血圧学会高血圧診療ガイド2020作成委員会編．高血圧診療ガイド2020 を参考に作成

高血圧症とは

高血圧症とは、血圧（血管内に生じる圧力）が高い状態が続く疾患で、「心拍出量×末梢血管抵抗」の関数によって定義されます。血圧は、それぞれの心周期（心臓の拍動）に従って、収縮期血圧（SBP）と拡張期血圧（DBP）を測定します。また、収縮期血圧と拡張期血圧の差を脈圧（PP）とよびます。動脈硬化などで大動脈の進展性が低下すると、脈圧は大きくなります。

平均血圧は動脈圧波形を平均化したもので、近似的に「拡張期血圧＋脈圧÷3」で表されます。

高血圧症のおもな症状には、頭痛やめまい、肩こり、動悸、むくみ（浮腫）などがありますが、ほとんどの人に自覚症状はありません。高血圧が続くと、血管の内側に傷がつき、そこに悪玉コレステロールなどがたまって動脈硬化が起こりやすくなります。すると、心筋梗塞、脳卒中、心不全、腎不全が起こりやすくなります。自覚症状がないからといって高血圧症を放置すると、大きな疾患につながるのです。

高血圧症の原因

高血圧症は、原因を一つに定めることのできない「本態性高血圧」と、原因があきらかな「二次性高血圧」に分けることができます。

■ 本態性高血圧

日本人の高血圧の約8～9割が本態性高血圧です。本態性高血圧は遺伝的素因（体質）や食塩の過剰摂取、肥満などさまざまな要因が組み合わさって起こります。中年以降にみられ、両親が高血圧症の場合に起こりやすい疾患です。食生活を中心とした生活習慣の修正が予防・治療にきわめて大切です。

■ 二次性高血圧

一般的に二次性高血圧は、本態性高血圧と比べると若い人に多くみられ、全高血圧症患者の10%以上を占めるといわれています。

二次性高血圧の原因には以下の4つがあり、原因をあきらかにしてそれを取り除くことができれば、血圧の正常化が期待できます。

①腎臓のはたらきが悪くなって食塩と水が排出されにくくなる場合

②副腎など内分泌腺の疾患によって血圧を上げるホルモンが体内に増える場合

③血管の疾患が原因となる場合

④ほかの疾患のために使っている薬が原因となる場合

二次性高血圧を疑う所見には、①若年発症高血圧、②重症高血圧、③治療抵抗性高血圧、④それまで良好だった血圧管理がむずかしくなった、⑤高血圧を急速に発症した、⑥血圧値に比して臓器障害が強い、⑦血圧変動が大きい、の7つがあげられます。また、二次性高血圧を診断するには、①レニン、アルドステロンを測定する、②顔と体をよくみる、③腎機能と電解質をチェックする、④いびきの有無を確認する、⑤降圧薬以外に使用している薬剤（とくにNSAIDs、漢方薬、抗がん薬）、サプリメントや嗜好品を確認するという5つが重要です。

引用・参考文献

1) 日本高血圧学会ほか編. 高血圧の話：一般向け「高血圧治療ガイドライン2019」解説冊子. (https://www.jpnsh.jp/data/jsh2019_gen.pdf).
2) 日本高血圧学会高血圧診療ガイド2020作成委員会編. 高血圧診療ガイド2020. 東京, 文光堂, 2020, 120p.

第2章 高血圧症

2 高血圧症の診断・治療（初診）

どこからが高血圧症なの？

> 診察室血圧 140/90mmHg 以上（家庭血圧 135/85mmHg 以上）で高血圧症と診断されます。

高血圧症は、その程度によってⅠ度からⅢ度に分類されます。また、正常高値血圧（診察室血圧 120〜129/＜80mmHg、家庭血圧 115〜124/＜75mmHg）、高値血圧（診察室血圧 130〜139/80〜89mmHg、家庭血圧 125〜134/75〜84mmHg）にも注意が必要です。

■「診察室血圧」と「家庭血圧」

血圧には、病院やクリニックで測定する診察室血圧と、自宅で自分で測定する家庭血圧があります。脳卒中や心筋梗塞の発症を予測するには、家庭血圧も重要です。

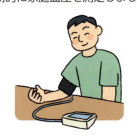

＼ 定期的に家庭血圧を測定しましょう ／

■「白衣高血圧」と「仮面高血圧」

- ●白衣高血圧：診察室血圧が 140/90mmHg 以上だが、家庭血圧は 135/85mmHg 未満となる人
  →定期的な血圧測定が必要です
- ●仮面高血圧：診察室血圧は 140/90mmHg 未満だが、家庭血圧は 135/85mmHg 以上となる人
  →一般的な高血圧症と同様に治療が必要です

高血圧症の治療の目標は？

年齢やほかの病気の有無によって、目標値はかわります。

■降圧目標値

- ●75 歳未満：診察室血圧 130/80mmHg 未満（家庭血圧 125/75mmHg 未満）
  ※脳血管障害［両側頸動脈狭窄や脳主幹動脈閉塞あり、または未評価］があったり、尿たんぱく陰性の CKD であったりする場合は、診察室血圧 140/90mmHg 未満、家庭血圧 135/85mmHg 未満を目標値とし、上記治療目標値への降圧は個別に判断
- ●75 歳以上：診察室血圧 140/90mmHg 未満（家庭血圧 135/85mmHg 未満）
  ※脳血管障害［両側頸動脈狭窄や脳主幹動脈閉塞なし］や冠動脈疾患があったり、尿たんぱく陽性の CKD、糖尿病、抗血栓薬内服中であったりする場合、忍容性があれば診察室血圧 130/80mmHg 未満、家庭血圧 125/75mmHg 未満を目標とする

あなたの降圧目標値は……　　　　　　　　　　　　　　　mmHg

日本高血圧学会高血圧診療ガイド 2020 作成委員会編．高血圧診療ガイド 2020 を参考に作成

高血圧症の治療の基本は？

治療の基本は生活習慣の改善です。

- ●食塩制限
  - → 1 日 6g 未満をめざしましょう。
- ●野菜・くだもの、多価不飽和脂肪酸、低脂肪乳製品を積極的に摂取
  - →野菜・くだものに含まれるカリウムには、血圧を下げるはたらきがあります。ただし、カリウム制限が必要な患者には摂取をすすめません。また、肥満・糖尿病のある患者は摂取エネルギーに注意が必要です。
  - →多価不飽和脂肪酸には、血中 LDL（悪玉）コレステロールを減らすはたらきがあります。魚の油やえごま油などに豊富に含まれます。
- ●飽和脂肪酸、コレステロールの摂取をひかえる
  - →飽和脂肪酸には、血中 LDL コレステロールを増加させるはたらきがあります。獣肉の脂身やバターなどに含まれるため、とりすぎに注意しましょう。
- ●適正体重を維持する
  - →体格指数（BMI）25kg/m^2 未満を維持しましょう。
- ●運動を実施する
  - →はじめは軽め、短めの運動から取り組みます。
  - →最終的に「ややきつい」程度の有酸素運動を毎日 30 分（または 1 週間の合計が 150 分以上）を目安とし、レジスタンス運動やストレッチ運動を組み合わせます。
  - →あまりきつい運動を行うと、かえって血圧を上げる可能性があるため注意が必要です。
- ●節酒
  - →エタノールで男性 20 〜 30mL/ 日、女性 10 〜 20mL/ 日以下に制限します。
  - →エタノール 20mL に相当する酒量は、ビール中瓶（500mL）1 本、日本酒 1 合（180mL）、焼酎（25 度）グラス 1/2 杯（100mL）程度です。
- ●禁煙
  - →喫煙は血圧を上昇させます。
  - →循環器疾患のリスクでもあるため、たばこはやめましょう。

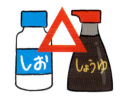
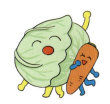
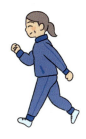
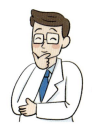

どれか一つを集中して改善させるより、いくつかを組み合わせて改善したほうが血圧を下げる効果が高くなります！

高血圧症の診断

■ 診断基準

高血圧症は、診察室血圧が 140/90mmHg 以上、家庭血圧が 135/85mmHg 以上の際に診断されます。

■ さまざまな測定方法

血圧には、①診察室血圧、②家庭血圧、③24 時間血圧の 3 種類があります。診察室血圧は病院やクリニックなどで測定し、家庭血圧は患者自身が自宅で測定します。また、24 時間血圧は特殊な機器をつけて、15 分〜1 時間ごとに 1 日かけて測定します。脳心血管病（脳卒中や心筋梗塞など）の発症を予測するには、診察室血圧よりも家庭血圧のほうが優れているともいわれているため、患者には定期的な家庭血圧の測定を促します。

■ 白衣高血圧と仮面高血圧

家庭血圧は 135/85mmHg 未満であるのに、診察室血圧は 140/90mmHg を超える場合を「白衣高血圧」と呼びます。診察時に緊張して血圧が上がるためだと考えられていますが、家庭血圧が正常であれば、すぐに降圧薬を使用する必要はありません。ただし、白衣高血圧の人は、将来的に治療が必要な高血圧症になる可能性が高いため、定期的に血圧を測定することが重要です。

白衣高血圧とは反対に、診察室血圧は正常であるのに家庭血圧が高い場合を「仮面高血圧」と呼びます。仮面高血圧の人は、持続性高血圧の人と同じくらい脳心血管病を発症しやすいため、一般的な高血圧症と同様に治療が必要です。喫煙者、精神的ストレスの高い人、身体的活動度の高い人、アルコール多飲者は仮面高血圧となりやすいため、意識的に家庭血圧を測定

することが重要です。

高血圧症の治療

■ 治療の目標

一般的な高血圧症の治療目標は、75 歳未満で診察室血圧 130/80mmHg 未満（家庭血圧 125/75mmHg 未満）です。ただし、脳血管障害（両側頸動脈狭窄や脳主幹動脈閉塞あり、または未評価）があったり、尿たんぱく陰性の CKD であったりする場合は、診察室血圧 140/90mmHg 未満、家庭血圧 135/85mmHg 未満を目標値とし、一般的な治療目標値である診察室血圧 130/80mmHg 未満、家庭血圧 125/75mmHg 未満への降圧は個別に判断します。

また、75 歳以上では 140/90mmHg 未満（家庭血圧 135/85mmHg 未満）です。ただし、脳血管障害（両側頸動脈狭窄や脳主幹動脈閉塞なし）や冠動脈疾患があったり、尿たんぱく陽性の CKD、糖尿病、抗血栓薬服用中であったりする場合、診察室血圧は忍容性があれば 130/80mmHg 未満、家庭血圧は忍容性があれば 125/75mmHg 未満を目標とします。

■ 治療の基本は生活習慣改善

高血圧の程度が軽症の場合、薬物療法ではなく生活習慣の改善から治療をはじめます。減塩をはじめとした食事の見直し、肥満の予防や改善、節酒、運動習慣の改善、禁煙などが有効です。そのほかに、防寒や情動ストレスのコントロールが有効だと考えられています。また、どれか一つだけを集中して修正するよりも、複数を組み合わせて改善していくほうが効果的です。

生活習慣の改善だけで効果がみられない場合

は薬物療法を実施します。ただし、薬物療法をはじめても生活習慣の改善は重要で、うまくいくと薬の減量・中止につなげることができます。

> **引用・参考文献**
> 1) 日本高血圧学会高血圧診療ガイド2020作成委員会編. 高血圧診療ガイド2020. 東京, 文光堂, 2020, 120p.
> 2) 日本高血圧学会ほか編. 高血圧の話：一般向け「高血圧治療ガイドライン2019」解説冊子. (https://www.jpnsh.jp/data/jsh2019_gen.pdf).

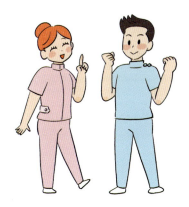

3 高血圧症の食事療法（初診）

高血圧症の食事は減塩が重要！

食塩は **1日6g** 未満が目標です。
すこしの工夫でうす味に慣れていきましょう。

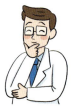

料理の工夫

- 新鮮な食材を使う
  →新鮮なものを使うと、素材の味がいきるのでうす味でも食べやすくなります。
- しっかり「だし」をとる
  →かつお節や昆布で、味に深みを出します。インスタントのだしの素は食塩量が多いので注意しましょう。
- 酸味と辛みを活用
  →レモン、すだちなどのかんきつ類で酸味をきかせたり、しょうがやとうがらしといった無塩の調味料を使い、味に変化をつけましょう。
- 香ばしさをいかす
  →炒める、揚げる、焦げ目をつけるなどで香ばしさを出します。
- 味つけは最後に
  →仕上げに軽く味つけすることで、食材の表面だけに味をつけます。

外食の工夫

外食は味つけが濃いため、ひかえることをおすすめしますが、仕事の都合などで外食が欠かせない人は、次のような工夫で減塩しましょう。

① 味つけされた主食（チャーハンなど）はひかえめにする
　→ラーメンとチャーハンのセット、うどんとかやくご飯のセットなど、味つけされた主食の重ね食いもやめましょう。
② 味つけされた料理にはしょうゆ、ソースなどをかけない
　→もともとの味つけを確かめるくせをつけましょう。
③ ラーメンのスープやそばのつゆを飲みほさない
　→めん類の汁をすべて残すだけで、2～3gの減塩になります。

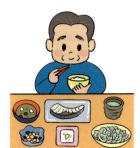

1食分の食塩量のめやす

料理名	食塩
そば・うどんのつゆ	3.6～6.4g
ラーメン	8.1～9.1g
丼物	3.3～5.4g
みそ汁	1.0～1.4g
焼き魚定食	6.3g

牧野直子監修．塩分早わかり．第5版を参考に作成

「うす味にしてください」と注文するのも GOOD！

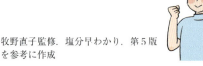

食塩制限（減塩）の重要性

　高血圧症の食事療法でもっとも重要なのは食塩制限（減塩）です。減塩には血圧を下げる作用に加え、脳卒中や心疾患、腎臓病の予防にも関係があると考えられています。もともと、日本人の食塩摂取量は世界的にも多いといわれています。個人差はありますが、減塩による降圧効果は大きくなることが考えられます。

　食塩の摂取目標は1日6g未満です。本態性高血圧の患者では、食塩摂取量を1日1g減らすことで、収縮期血圧（SBP）が1週間で平均1mmHg低下すると考えられています。米国で行われた研究で、平均61歳の男女に「1週間の高食塩食（1日食塩量12.7g）」と「1週間の減塩食（1日食塩量3.2g）」をそれぞれ提供し、24時間血圧の変化を検討したものがあります。その結果、減塩食を提供したグループでは、収縮期血圧が平均8mmHg、全体の75％で血圧が低下していました[2]。このように、1週間減塩するだけで血圧が低下するのですから、その効果は大きいものと考えられます。

減塩の工夫を考え、継続する

　うす味の食事に慣れ、減塩を継続するにはいくつものコツがあります。調理する際はだしをとる、低塩の調味料を使う、香辛料や香味野菜を活用するといった工夫が考えられます。外食時には、むやみに調味料を使わない、めん類の汁を残す、過食を避けるといった工夫もできます。患者と一緒に「これならできる」という方法を考えましょう。

そのほかの注意点

　カリウムには血圧を下げる効果があります。カリウムを多く含む野菜やくだものを積極的に摂取するように説明しましょう。ただし、慢性腎臓病（CKD）などでカリウム制限が必要な患者には注意が必要です。

　飽和脂肪酸やコレステロールの摂取をひかえ、多価不飽和脂肪酸や低脂肪乳製品を積極的に摂取することも重要です。

引用・参考文献

1) 牧野直子監修. 塩分早わかり. 第5版. 東京, 女子栄養大学出版部, 2022, 192p.
2) Gupta, DK. et al. Effect of Dietary Sodium on Blood Pressure : A Crossover Trial. JAMA. 330 (23), 2023, 2258-66.
3) 日本高血圧学会ほか編. 高血圧の話：一般向け「高血圧治療ガイドライン2019」解説冊子. (https://www.jpnsh.jp/data/jsh2019_gen.pdf).
4) 日本高血圧学会高血圧診療ガイド2020作成委員会編. 高血圧診療ガイド2020. 東京, 文光堂, 2020, 120p.

第2章 高血圧症

4 高血圧症の運動療法（初診）

軽めの運動を継続しましょう

「ややきつい」程度の運動を毎日30分（または1週間の合計が150分以上）続けましょう

とはいえ、いきなりここをめざすことはたいへんなので、
まずは軽めの運動を無理なく続けることからはじめましょう！

■ 体重65kgの人が運動で消費するエネルギーのめやす

運動	消費エネルギー
ウォーキング1時間	約225kcal（81m/分）
ジョギング30分	約205kcal（ジョギング＋歩行）
	約275kcal（ランニング）
水泳30分	約205kcal（平泳ぎ・ゆっくり）
	約275kcal（クロール・ゆっくり）
	約375kcal（クロール・速く）
ゴルフ1時間	約240kcal（練習場）
	約305kcal（一般的なコース）

Ann C. Snyder. エクササイズと食事の最新知識：疾病予防・健康増進への戦略を参考に作成

活動量を増やすためのヒント

- 歩く機会を増やす
  - →オフィスの上下2階までは階段を使う。出社のときは階段で上る。
  - →駅ではエスカレーターを使わずに階段を使う。
  - →一つ前のバス停で降りて歩く。
- 家のなかで体を動かす
  - →掃除や洗濯などの家事を積極的に行う
  - →テレビは立って見る（座る時間を減らす）
- そのほかの工夫
  - →自家用車のかわりに自転車を使う
  - →ショッピングモールを散歩する
  - →屋外レジャーをはじめる

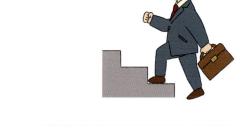
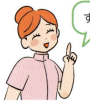

すこしの工夫で活動量を増やせますよ！

軽めの運動からはじめ、「ややきつい」程度を継続する

　高血圧症の予防や血圧管理のためには、運動が非常に重要です。高血圧患者に推奨される強度は「ややきつい」と感じる程度で、運動時間は毎日30分以上か、1週間の合計が150分以上となるよう調整します。

　なお、これらの強度・時間は、ある程度運動に慣れてからのめやすです。はじめは軽めの運動から取り組み、徐々に時間・強度を増やしていくことが大切です。ただし、強度の高すぎる運動は血圧を上げる可能性があるため、高血圧患者には推奨されません。患者には、あまりきつすぎない適度な運動をすすめましょう。

有酸素運動・レジスタンス運動・ストレッチを組み合わせる

　高血圧症を改善するために、とくに効果的な運動は有酸素運動です。患者にすすめやすいものとしては、速歩、スロージョギング、ステップ運動（階段昇降運動）などがあげられます。

　また、有酸素運動に加え、筋力を維持するレジスタンス運動（筋力トレーニング）や、関節の可動性を向上させるストレッチも取り入れるように説明しましょう。

運動を行う際の注意点

　これまであまり運動をしてこなかった人が、急に強い運動や長時間の運動を行うと、けがや事故をまねくおそれがあります。また、体調がすぐれないときや悪天候の際は、屋外での運動をひかえることも大切です。患者には、無理なく安全に運動を続けるように説明します。

患者と一緒に考える

　患者のなかには「運動をする時間がない」と話す人もいます。その場合は、まとまった時間で運動をするのではなく、日常生活のなかで積極的に体を動かすことを提案します。「なるべく階段を使う」「家の掃除や片づけを積極的に行う」「自転車のかわりに歩いて買いものに行く」など、さまざまな方法があげられます。患者のライフスタイルを聞きとりながら、「これならできそう」という方法を一緒に考えましょう。

引用・参考文献

1) Ann C. Snyder. エクササイズと食事の最新知識：疾病予防・健康増進への戦略. 山崎元監訳. 東京, ナップ, 1999, 248p.
2) 厚生労働省. 健康づくりのための身体活動・運動ガイド2023. （https://www.mhlw.go.jp/stf/seisakunitsuite/bunya/kenkou_iryou/kenkou/undou/index.html）.
3) 日本高血圧学会高血圧診療ガイド2020作成委員会編. 高血圧診療ガイド2020. 東京, 文光堂, 2020, 120p.
4) 日本高血圧学会ほか編. 高血圧の話：一般向け「高血圧治療ガイドライン2019」解説冊子. （https://www.jpnsh.jp/data/jsh2019_gen.pdf）.

第2章 高血圧症

5 高血圧症で注意したい生活習慣（初診）

禁煙について

たばこは、吸っている本人だけではなく、受動喫煙や三次喫煙（残留受動喫煙）で周囲の人にも悪影響を与えます。

※三次喫煙（残留受動喫煙）とは、たばこを消したあとに残留する化学物質を吸入することで、受動喫煙とともに近年問題視されています。

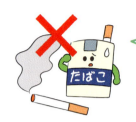

たばこを吸うと
血圧上昇
脂質異常悪化
動脈硬化進展
の原因に！

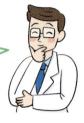

強い意思をもって禁煙に挑戦することが大切です。禁煙外来への相談もおすすめですよ！

節酒について

高血圧症患者さんの1日の飲酒量のめやす

- 男性：
  エタノール 20〜30mL/日以下
- 女性：
  エタノール 10〜20mL/日以下

めやすとなる酒量

日本酒	1合（180mL）
ビール	中瓶1本（500mL）
焼酎	グラス1/2杯（100mL）
ウィスキー・ブランデー	ダブル1杯（60mL）
ワイン	グラス2杯（200mL）

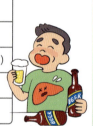

肥満に注意

肥満は高血圧だけではなく、糖尿病や脂質異常症などさまざまな疾患の原因になります。

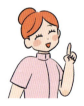

体格指数（BMI）が 25kg/m² 未満となるように減量しましょう。

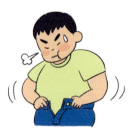

血圧を急に上げる行動に注意

- 重いものを急に持ち上げない
- 急に寒いところに出ない
- 熱いお風呂に入らない
- 排便時にいきまない：便秘にならない食生活にしましょう。

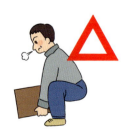

禁煙

たばこには血圧上昇作用があり、紙巻きたばこ1本の喫煙で、15分以上持続する血圧上昇をひき起こすことがわかっています。また、喫煙は循環器系疾患の危険因子でもあります。

患者自身の禁煙を推進すると同時に、たばこを吸っていない患者であっても受動喫煙を避けるように伝えましょう。また、禁煙後の食生活の変化に伴う体重増加にも注意が必要です。禁煙治療は保険適応になることがあります。禁煙できないという患者には、禁煙外来の紹介といった情報提供を行うことも一つの方法です。

節酒

継続して一定量以上のアルコールを飲むことは、高血圧症のリスクとなります。また、多量の飲酒は高血圧症のほかにも、脳卒中や心筋症、心房細動、夜間睡眠時無呼吸などをひき起こします。

高血圧症患者が飲酒をする際は、エタノール量で男性20〜30mL/日以下、女性10〜20mL/日以下に制限するように伝えましょう。

肥満の改善

肥満は、高血圧症に加え、糖尿病、脂質異常症、高尿酸血症、肝障害、腎障害など多くの疾患の原因になります。人の肥満度は体格指数（BMI）で算出します。

● BMI ＝体重（kg）÷（身長 ［m］)^2

BMI 22kg/m^2 が適正体重（標準体重）で、25kg/m^2 以上が肥満と判断されます。肥満の人の減量目標は BMI 25kg/m^2 未満です。個人差はありますが、体重を3〜4kg 減量させると、血圧の低下が期待されます。

そのほかの注意点

ふだんの生活のなかにも、急に血圧を上昇させる行動が隠れています。重いものを急に持ち上げる、熱いお風呂に入る、急に寒いところに向かう、排便時にいきむといった行動を避けるように伝えます。

引用・参考文献

1) 日本高血圧学会高血圧診療ガイド2020作成委員会編. 高血圧診療ガイド2020. 東京, 文光堂, 2020, 120p.
2) 日本高血圧学会ほか編. 高血圧の話：一般向け「高血圧治療ガイドライン2019」解説冊子. (https://www.jpnsh.jp/data/jsh2019_gen.pdf).

6 高血圧症の薬物療法（初診）

おもな降圧薬の特徴と副作用

カルシウム（Ca）拮抗薬
特徴：血管をひろげて血圧を下げる
副作用：動悸、頭痛、顔のほてり、顔面紅潮、足などのむくみ、歯ぐきの腫れ、便秘など

アンジオテンシンⅡ受容体拮抗薬（ARB）
特徴：血管を収縮させる体内の物質をブロックして血圧を下げる
副作用：高カリウム血症など

アンジオテンシン変換酵素（ACE）阻害薬
特徴：ARBと同様に、血管を収縮させる体内の物質をブロックして血圧を下げる
副作用：空せき、血管浮腫、高カリウム血症など

利尿薬
特徴：血管から食塩と水分（血流量）を抜いて血圧を下げる
副作用：高尿酸血症、低ナトリウム血症、低カリウム血症、日光過敏症（光線過敏症）など

β遮断薬
特徴：心臓の過剰なはたらきをおさえて血圧を下げる
副作用：徐脈、不適切使用による心不全、呼吸器疾患の悪化、末梢循環悪化、糖代謝異常など

ミネラルコルチコイド受容体（MR）拮抗薬
特徴：腎臓のミネラルコルチコイド受容体に作用して、カリウムの喪失なくナトリウム排泄を促進し降圧する。心不全の予後を改善する効果がある
副作用：高カリウム血症、女性化乳房（スピロノラクトン使用時）

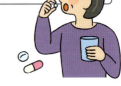

最初はARB、ACE阻害薬、Ca拮抗薬、サイアザイド系利尿薬のいずれかを使用します。改善がみられなければ複数の薬剤を組み合わせたり、ほかの種類の薬剤を使用します。

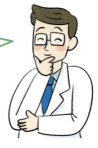

降圧薬の選択

　降圧薬は患者にあわせて選択します。患者に積極的適応がない場合、第一選択薬はアンジオテンシンⅡ受容体拮抗薬（ARB）、アンジオテンシン変換酵素（ACE）阻害薬、カルシウム（Ca）拮抗薬、サイアザイド系利尿薬のいずれかとし、改善がみられない場合は、順を追って2剤、3剤と併用量を増やしていきます。それでも改善しない場合は、高血圧専門医への紹介も検討しましょう。

おもな降圧薬

■ カルシウム（Ca）拮抗薬

　カルシウム拮抗薬は、血管をひろげて血圧を下げる薬剤です。おもな副作用に、動悸や頭痛、顔のほてり、顔面紅潮、足などのむくみ（浮腫）、歯ぐきの腫れ、便秘などがあります。

■ アンジオテンシンⅡ受容体拮抗薬（ARB）

　アンジオテンシンⅡ受容体拮抗薬（ARB）は、血管を収縮させる体内の物質をブロックして血圧を下げる薬剤です。おもな副作用に高カリウム血症などがあります。

■ アンジオテンシン変換酵素（ACE）阻害薬

　アンジオテンシン変換酵素（ACE）阻害薬も、ARBと同様に、血管を収縮させる体内の物質をブロックして血圧を下げる薬剤です。ACEのおもな副作用には、空せき、血管浮腫、高カリウム血症などがあります。

■ 利尿薬

　利尿薬は、血管から食塩と水分（血流量）を抜いて血圧を下げる薬剤です。おもな副作用には、高尿酸血症、低ナトリウム血症、低カリウム血症、日光過敏症（光線過敏症）などがあります。

■ β遮断薬

　β遮断薬は、心臓の過剰なはたらきをおさえて血圧を下げる薬剤です。おもな副作用には、徐脈、不適切使用による心不全、呼吸器疾患の悪化、末梢循環悪化、糖代謝異常などがあります。

■ ミネラルコルチコイド受容体（MR）拮抗薬

　ミネラルコルチコイド受容体（MR）拮抗薬は、腎臓のミネラルコルチコイド受容体に作用して、カリウムの喪失なくナトリウム排泄を促進し降圧する薬剤です。心不全の予後を改善する効果があります。おもな副作用に、高カリウム血症、スピロノラクトン使用時の女性化乳房があります。

患者指導のポイント

　降圧薬を飲んでいるからといって、生活習慣を改善しなくてよいということはありません。また、患者自身の判断で降圧薬を減量・中止することも危険です。患者には、降圧薬を適切に服用しながら、生活習慣の改善を継続することが重要だと説明しましょう。

引用・参考文献

1）日本高血圧学会高血圧診療ガイド2020作成委員会編. 高血圧診療ガイド2020. 東京, 文光堂, 2020, 120p.
2）日本高血圧学会ほか編. 高血圧の話：一般向け「高血圧治療ガイドライン2019」解説冊子. (https://www.jpnsh.jp/data/jsh2019_gen.pdf).

第2章 高血圧症

7 高血圧症の治療（再診）

高血圧症の治療の目的

高血圧症の人は、脳卒中や心筋梗塞などの「脳心血管病」を起こさないために降圧治療を行います。高血圧症の治療には、「生活習慣の改善」「薬物療法」の2つがあります。

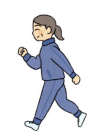

■ 薬物療法をはじめるタイミング

現在の血圧と、血圧以外のリスクがどのくらいあてはまるかで治療方針を決めます。血圧以外のリスクは2種類に分類されます。

- リスク1：年齢（65歳以上）、男性、脂質異常症がある、喫煙している
- リスク2：リスク1が3つ以上あてはまる、脳心血管病の既往、非弁膜症性心房細動、糖尿病、尿たんぱく陽性の慢性腎臓病（CKD）

これらのリスクと現在の診察室血圧から、患者さんのリスクの高さを3段階に分け、薬物療法開始のタイミングを決めます。

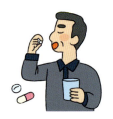

低リスク	診察室血圧159/99mmHg≦・リスク因子なし	食事療法、運動療法など生活習慣の改善
中等リスク	診察室血圧160/100mmHg≧・リスク因子なし or 診察室血圧159/99mmHg≦・リスク1に該当	約1か月後 → 薬物療法
高リスク	診察室血圧180/100mmHg≧・リスク因子なし or 診察室血圧160/100mmHg≧・リスク1に該当 or 診察室血圧130/80mmHg≧・リスク2に該当	食事療法、運動療法など生活習慣の改善 ただちに薬物療法

日本高血圧学会高血圧診療ガイド2020作成委員会編. 高血圧診療ガイド2020を参考に作成

生活習慣の改善は組み合わせることが大切！

- 減塩
- DASH食
- 減量
- 運動
- 節酒

一つだけを集中して改善させるより、いくつかを組み合わせて改善したほうが血圧を下げる効果が高くなります！

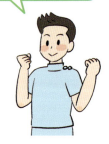

● DASH食とは ●

DASH（Dietary Approaches to Stop Hypertension）食は、米国で提唱された高血圧予防のための食事です。野菜、くだもの、低脂肪乳製品を増やし、飽和脂肪酸とコレステロールを減らすもので、余分な食塩を体外に排出し、血圧を下げると考えられています。

リスク別の高血圧治療

　高血圧症の治療は、患者の脳心血管病リスク段階に応じて選択します。まずは患者の診察室血圧と、そのほかのリスク因子に応じて低リスク、中等リスク、高リスクの3段階に層別化します。高血圧症以外のリスク因子には、年齢（65歳以上）、男性、喫煙、糖尿病、脂質異常症、慢性腎臓病（CKD）、肥満などがあります。

　初診時の血圧が120/80mmHg未満の人は、生活習慣の改善が必要です。また、初診時の血圧が120〜129/＜80mmHgの人は、生活習慣を改善したうえで3〜6か月後に再評価します。

　初診時の血圧が130〜139/80〜89mmHgかつ高リスク層の人は、生活習慣を改善したうえで約1か月後に再評価し、十分な降圧がなければ薬物療法を開始します。初診時の血圧が130〜139/80〜89mmHgであっても低・中等リスク層の人は、生活習慣の改善から約3か月後に再評価し、十分な降圧がなければ非薬物療法を強化します。

　初診時の血圧が140/90mmHg以上かつ高リスク層の人は、ただちに薬物療法を開始します。初診時の血圧が140/90mmHg以上であっても低・中等リスク層の人は、生活習慣の改善からはじめ、おおむね1か月後に再評価して、十分な降圧がなければ薬物療法を開始します。

生活習慣の改善でどれだけ血圧は下がるか

　減塩、肥満の改善、飲酒している人の節酒、運動習慣をもつといった生活習慣の改善で降圧効果が認められることがあきらかになっています。具体的には、1日の食塩摂取量を4.6gにする、体重を4.0kg減少させる、30〜60分間の有酸素運動を実施する、飲酒量を76％減少させる、DASH食をとることにより、収縮期血圧を3〜5mmHg、拡張期血圧を2〜3mmHg降下させることが示されています[1]。

　このような生活習慣の修正は、どれか一つだけを集中して行うよりも、組み合わせて行うことでより効果が出ます。

引用・参考文献
1) 日本高血圧学会高血圧診療ガイド2020作成委員会編. 高血圧診療ガイド2020. 東京, 文光堂, 2020, 120p.
2) 日本高血圧学会ほか編. 高血圧の話：一般向け「高血圧治療ガイドライン2019」解説冊子. (https://www.jpnsh.jp/data/jsh2019_gen.pdf).

第 2 章　高血圧症

8 高血圧症の薬物療法（再診）

降圧薬は何剤も飲まないといけないの？

降圧薬は患者さん一人ひとりの症状にあわせて決めています。

■ 推奨されている降圧薬 2 剤の組み合わせ

- アンジオテンシンⅡ受容体拮抗薬（ARB） または アンジオテンシン変換酵素（ACE）阻害薬 ＋ カルシウム（Ca）拮抗薬
- アンジオテンシンⅡ受容体拮抗薬（ARB） または アンジオテンシン変換酵素（ACE）阻害薬 ＋ 利尿薬
- カルシウム（Ca）拮抗薬 ＋ 利尿薬

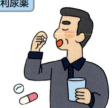

降圧目標を達成するためには 2 ～ 3 種類を併用する必要もあります。
その際に配合薬を使うと、飲み忘れを減らすことができ、経済的にも有用です。

■ 併用に注意が必要な薬剤

2021 年から、アンジオテンシン受容体ネプリライシン阻害薬（ARNI）が高血圧症の治療に用いられるようになりました。ただし、この薬は第一選択薬（高血圧症の治療薬として最初に使用する薬）としては使えず、ACE 阻害薬、ARB との併用もできません。

> **アンジオテンシン受容体ネプリライシン阻害薬（ARNI）**
> 特徴：ネプリライシンおよびアンジオテンシンⅡのはたらきをおさえることで、血圧を下げ、BNP（脳性ナトリウム利尿ペプチド）を増加させ過度な水分貯留などを改善し、心臓への負担を軽減する。心不全にも適応がある
> 副作用：めまい、血圧低下、動悸など

降圧薬をやめることはできる？

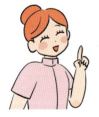

薬をやめることができる患者さんも少なからずいます！

減塩、運動、減量などを理想的に行い、生活習慣を改善し、正常血圧を維持できるようになれば、薬を徐々に減量することが可能です。

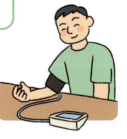

勝手に薬を減量・中止することは危険です！ 薬の量を調整したい際は、主治医とよく相談しましょう

降圧薬の併用

　第2章6（64ページ）でも解説したように、降圧薬は患者の血圧や全身状態、併存疾患の有無などにあわせて選択します。積極的適応がない場合は1剤からはじめますが、降圧目標を達成するために、2～3剤を併用することも多いです。推奨されている2剤の組み合わせは「アンジオテンシンⅡ受容体拮抗薬（ARB）またはアンジオテンシン変換酵素（ACE）阻害薬＋カルシウム（Ca）拮抗薬」「ARBまたはACE阻害薬＋利尿薬」「Ca拮抗薬＋利尿薬」です。

　最近は2種類以上の成分が含まれる配合薬も用いられています。飲み忘れが心配だという患者や、経済的な理由で複数の薬剤を使用したくないという患者に有用です。

　慢性心不全の治療薬として2020年6月に承認されたアンジオテンシン受容体ネプリライシン阻害薬（ARNI）が、2021年9月から高血圧症治療薬としても承認されました。ARNIは、ネプリライシンおよびアンジオテンシンⅡのはたらきをおさえることで血圧を下げ、BNP（脳性ナトリウム利尿ペプチド）を増加させることで過度な水分貯留などを改善し、心臓への負担を軽減します。降圧効果が大きいため、原則として第一選択薬にはしません。また、ACE阻害薬、ARBと併用できません。

降圧薬の減量・中止

　患者は「降圧薬は一生飲み続けるものだ」「薬を減らすことはできない」と思い込んでいる場合があります。しかし、薬を減量することはもちろん、中止できる患者も少なからずいます。

　降圧薬を開始しても、理想的な減塩や運動、体重減量といった生活習慣の改善を行って正常血圧を維持できるようになれば、薬を徐々に減量することが可能です。

　たとえばⅠ度高血圧（診察室血圧が140～159かつ/または90～99mmHg）の患者で、低用量の降圧薬を1剤だけ使用している場合は、生活習慣の改善で、20～30％が降圧薬を中止することができます。また、2剤以上を使用している患者も、同様に生活習慣を改善することで薬の減量が可能です。

　ただし、患者の自己判断で降圧薬を減量・中止することは脳心血管イベントをひき起こす危険性があります。「薬を減らしたい、やめたい」という患者には、まずは主治医とよく相談するように伝えましょう。

引用・参考文献

1) 日本高血圧学会高血圧診療ガイド2020作成委員会編. 高血圧診療ガイド2020. 東京, 文光堂, 2020, 120p.
2) 日本高血圧学会ほか編. 高血圧の話：一般向け「高血圧治療ガイドライン2019」解説冊子. (https://www.jpnsh.jp/data/jsh2019_gen.pdf).

第2章　高血圧症

高血圧症患者さん向け療養計画書（初診）

（別紙様式9）

生活習慣病　療養計画書　初回用　　　　　　　　　　　（記入日：　　　年　　　月　　　日）

患者氏名：　　　　　　　　　　　　　　　　（男・女）　　主病：

生年月日：明・大・昭・平　　　年　　　月　　　日生（　　才）　□糖尿病　☑高血圧症　□脂質異常症

	ねらい：検査結果を理解できること・自分の生活上の問題点を抽出し、目標を設定できること

【検査項目】
- □身長　（　　　　　cm）
- □体重：現在（　　　　　kg）→目標（　　　　　kg）
- □BMI　（　　　　　）
- □腹囲：現在（　　　　　cm）→目標（　　　　　cm）
- □栄養状態　（低栄養状態のおそれ　　良好　　肥満）
- □収縮期／拡張期血圧（　　　／　　　mmHg）
- □運動負荷心電図
- □そのほか（　　　　　　　　　　　　　　　　）

【血液検査項目】（採血日　　　月　　　日）
- □血糖〔□空腹時　□随時　□食後（　　）時間〕（　　　　　mg/dL）
- □HbA1c：現在（　　　　　%）→目標（　　　　%）
- □総コレステロール（　　　　　mg/dL）
- □中性脂肪（　　　　　mg/dL）
- □HDLコレステロール（　　　　　mg/dL）
- □LDLコレステロール（　　　　　mg/dL）
- □そのほか（　　　　　　　　　　）

【問診】　□食事の状況　□運動の状況　□たばこ　□そのほかの生活

【①達成目標】：患者と相談した目標

[　　　　　　　　　　　　　　　　　　　　　　　　　　　　　　　　　　　　　　]

【②行動目標】：患者と相談した目標

[　　　　　　　　　　　　　　　　　　　　　　　　　　　　]　医師氏名　　　　　　（印）

検査・問診

重点を置く領域と指導項目

□食事
- □食事摂取量を適正にする
- □野菜・きのこ・海藻など食物繊維の摂取を増やす
- □油を使った料理（揚げ物や炒め物など）の摂取を減らす
- □節酒：〔減らす（種類・量：　　　　　を週　　　回）〕
- □間食：〔減らす（種類・量：　　　　　を週　　　回）〕
- □食べ方：〔ゆっくり食べる・そのほか（　　　　　　）〕
- □食事時間：朝食、昼食、夕食を規則正しくとる
- □食塩・調味料を控える
- □外食の際の注意事項（　　　　　　　　　）
- □そのほか（　　　　　　　　）
- 別紙説明シート：2-3 高血圧症の食事療法（初診）

担当者の氏名　　　　　（印）

□運動
- □運動処方：種類（ウォーキング・　　　　　　　　　　　）
- 時間（30分以上・　　　　　　　）、頻度（ほぼ毎日・週　　　日）
- 強度（息がはずむが会話が可能な強さor脈拍　　　拍/分 or　　　）
- □日常生活の活動量増加（例：1日1万歩・　　　　　）
- □運動時の注意事項など（　　　　　　　　　　）
- 別紙説明シート：2-4 高血圧症の運動療法（初診）

担当者の氏名　　　　　（印）

□たばこ
- □非喫煙者である
- □禁煙・節煙の有効性　□禁煙の実施方法など
- 別紙説明シート：4-1 禁煙の重要性

担当者の氏名　　　　　（印）

□そのほか
- □仕事　□余暇　□睡眠の確保（質・量）　□減量
- □家庭での計測（歩数、体重、血圧、腹囲など）
- □そのほか（　　　　　　　　　　　　　　）
- 別紙説明シート：2-1 高血圧症の病態（初診）
  - 2-2 高血圧症の診断・治療（初診）
  - 2-5 高血圧症で注意したい生活習慣（初診）
  - 4-2 睡眠の重要性

担当者の氏名　　　　　（印）

【服薬指導】　□処方なし　□薬の説明：別紙説明シート2-6 高血圧症の薬物療法（初診）

担当者の氏名　　　　　（印）

【療養を行うにあたっての問題点】

【ほかの施設の利用状況について】

※実施項目は、□にチェック、（　　）内には具体的に記入。
※担当者が同一の場合、すべての欄に署名する必要はない。

患者署名

医師氏名　　　　　（印）

高血圧症患者さん向け療養計画書（再診）

（別紙様式9の2）

生活習慣病　療養計画書　継続用　　　　　　　　（記入日：　　　年　　　月　　　日）（　　）回目

患者氏名：	（男 ・ 女）	主病：
生年月日：明・大・昭・平　　年　　月　　日生（　　才）		□糖尿病　☑高血圧症　□脂質異常症

ねらい：重点目標の達成状況を理解できること・目標再設定と指導された生活習慣改善に取り組めること

【検査・問診】

【検査項目】
- □体重：現在（　　　　　　　kg）→目標（　　　　　　kg）
- □BMI　　　　（　　　　　　　）
- □腹囲：現在（　　　　　cm）→目標（　　　　　cm）
- □栄養状態　　（低栄養状態のおそれ　　良好　　肥満）
- □収縮期／拡張期血圧（　　　／　　　mmHg）
- □運動負荷心電図
- □そのほか　（　　　　　　　　　　　　　　　　）

【血液検査項目】（採血日　　　　月　　　日）
- □血糖〔□空腹時　□随時　□食後（　　　）時間〕（　　　　　　mg/dL）
- □HbA1c：現在（　　　　%）→目標（　　　%）
- □総コレステロール（　　　　　　　mg/dL）
- □中性脂肪（　　　　　　　mg/dL）
- □HDLコレステロール（　　　　　mg/dL）
- □LDLコレステロール（　　　　　mg/dL）
- □そのほか（　　　　　　　　　　　　　　）

【目標の達成状況と次の目標】：患者と相談した目標
【①達成目標】：患者と相談した目標
[　　　　　　　　　　　　　　　　　　　　　　　　　　　　　　　　　　　　　　　]

【②行動目標】：患者と相談した目標
[　　　　　　　　　　　　　　　　　　　　　　　　　　]

医師氏名　　　　　　　（印）

【重点を置く領域と指導項目】

□食事
- □今回は、指導の必要なし
- □食事摂取量を適正にする　　　　　　　　　　□食塩・調味料を控える
- □野菜・きのこ・海藻など食物繊維の摂取を増やす　　□外食の際の注意事項（　　　　　）
- □油を使った料理（揚げ物や炒め物など）の摂取を減らす　　□そのほか（　　　　　）
- □節酒：〔減らす（種類・量：　　　　　　　　を週　　　回)〕
- □間食：〔減らす（種類・量：　　　　　　　　を週　　　回)〕
- □食べ方：〔ゆっくり食べる・そのほか（　　　　　　）〕
- □食事時間：朝食、昼食、夕食を規則正しくとる

担当者の氏名　　　　　（印）

□運動
- □今回は、指導の必要なし
- □運動処方：種類（ウォーキング・　　　　　　　　　　　）
  時間（30分以上・　　　　　　　）、頻度（ほぼ毎日・週　　　日）
  強度（息がはずむが会話が可能な強さor脈拍　　　拍/分 or　　　）
- □日常生活の活動量増加（例：1日1万歩・　　　　　　　）
- □運動時の注意事項など（　　　　　　　　　　　）

担当者の氏名　　　　　（印）

□たばこ
- □禁煙・節煙の有効性　　□禁煙の実施方法など
- **別紙説明シート：4-1 禁煙の重要性**

担当者の氏名　　　　　（印）

□そのほか
- □仕事　□余暇　□睡眠の確保（質・量）　□減量
- □家庭での計測（歩数、体重、血圧、腹囲など）
- □そのほか（　　　　　　　　　　　　　　）
- **別紙説明シート：2-7 高血圧症の治療（再診）**
  4-2 睡眠の重要性

担当者の氏名　　　　　（印）

【服薬指導】□処方なし　　□薬の説明：**別紙説明シート2-8 高血圧症の薬物療法（再診）**	担当者の氏名　　　（印）

【療養を行うにあたっての問題点】	
【ほかの施設の利用状況について】	

※実施項目は、□にチェック、（　　）内には具体的に記入。
※担当者が同一の場合、すべての欄に署名する必要はない。

患者署名	
医師氏名	（印）

第2章　高血圧症

第 **3** 章

脂質異常症

第3章 脂質異常症

1 脂質異常症の病態（初診）

コレステロールと中性脂肪

- 血液中のあぶら（脂質）には、中性脂肪（トリグリセリド[TG]）とコレステロールなどがあります。
- コレステロールには **HDLコレステロール（善玉コレステロール）** と、**LDLコレステロール（悪玉コレステロール）** があります。善玉コレステロールを増やし、悪玉コレステロールを減らすことが、動脈硬化予防につながります。
- 中性脂肪（TG）は、体のエネルギー源として用いられます。食事でとったエネルギーが余ると、肝臓で中性脂肪が合成され皮下脂肪や内臓脂肪として蓄えられます。増えすぎると動脈硬化の危険因子となります。

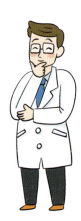

血液中のコレステロール（CH）と中性脂肪（TG）の流れ

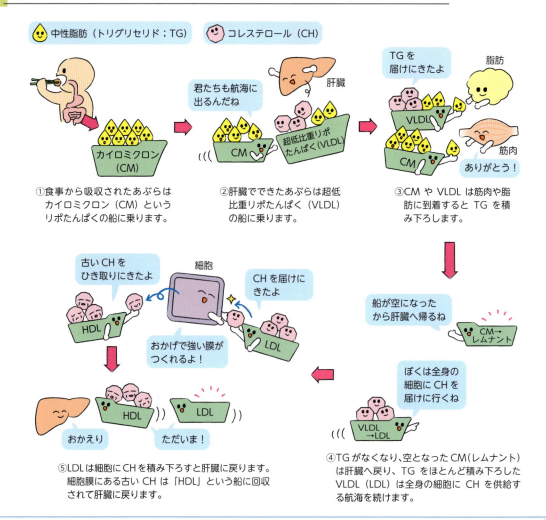

脂質異常症は動脈硬化の危険因子

■動脈硬化の進行

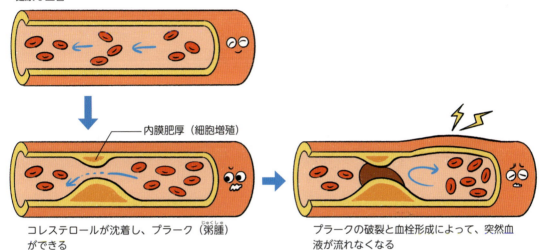

健康な血管

内膜肥厚（細胞増殖）

コレステロールが沈着し、プラーク（粥腫）ができる

プラークの破裂と血栓形成によって、突然血液が流れなくなる

動脈硬化の結果、これらの疾患を発症しやすくなります

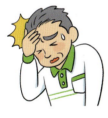

脳卒中
（脳梗塞や脳出血）

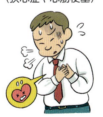

冠動脈疾患
（狭心症や心筋梗塞）

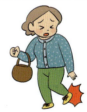

閉塞性動脈硬化症
（足の血管などが詰まる）

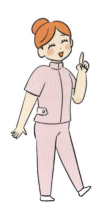

肥満（とくに内臓脂肪型肥満）、高血圧、脂質異常症、耐糖能異常（糖尿病とその境界型）のうち、3つ以上が異常と診断された人の場合、虚血性心疾患や脳卒中になる可能性が、いずれも正常な人の約31倍以上になるといわれています。

第3章　脂質異常症

コレステロールと中性脂肪

コレステロールは、細胞膜の構成成分や性ホルモンなどのステロイドホルモンの原料となる体に必須の脂質です。脂質は、たんぱく質とともに構成されたリポたんぱくにのって血液中を移動します。リポたんぱくは、比重によってカイロミクロン、超低比重リポたんぱく（VLDL）、低比重リポたんぱく（LDL）、高比重リポたんぱく（HDL）に分けられます。それぞれのリポたんぱくのコレステロール量が、血液検査でLDLコレステロール（LDL-C）、HDLコレステロール（HDL-C）として測定されます。

多くの研究により、LDL-Cが高い場合には心筋梗塞などの動脈硬化性疾患が増加し、逆にHDL-Cが低い場合には動脈硬化性疾患が増加することがわかっています。そのため、LDL-Cを「悪玉コレステロール」、HDL-Cを「善玉コレステロール」と呼びます。

中性脂肪はトリグリセリド（TG）ともいい、体脂肪や血液中に含まれる脂質です。食事で摂取したエネルギーが余ったときに肝臓で中性脂肪が合成され、皮下脂肪や内臓脂肪として蓄えられます。中性脂肪は、活動する際のエネルギー源として生きていくうえで欠かせないものですが、増えすぎると健康上の問題をひき起こす可能性があります。

脂質異常症は何が悪い？

血液中の脂質量が異常になることを「脂質異常症」といいます。中性脂肪やコレステロールなどの値が正常域を外れた状態を放置すると、脳梗塞や狭心症、心筋梗塞、閉塞性動脈硬化症などの動脈硬化性疾患をまねいてしまいます。

動脈硬化性疾患のうち心臓病（狭心症や心筋梗塞）と脳卒中（脳出血や脳梗塞）は、日本人の死因の大きな割合を占めます。さらに動脈硬化は、高血圧を悪化させたり、腎臓病などの原因となります。動脈硬化を防ぐことはとても重要なのです。

脂質異常症と動脈硬化

動脈硬化には粥状動脈硬化（アテローム動脈硬化）と細動脈硬化があり、脂質異常症ととくに関係するのが粥状動脈硬化です。血液中にLDLが長いあいだとどまっていると、LDLに糖が結合したり、活性酸素によって酸化されたりして、変性LDLになります。

変性LDLは、高血圧や喫煙などと一緒に血管の壁を傷つけます。すると、そこから血液中のLDLが血管の内壁へと入りこみ、さらに酸化されてたまっていきます。動脈壁の中には、マクロファージが酸化したLDLが取り込まれます。こうしてコレステロールをたくさんとりこんだマクロファージは、プラーク（粥腫）という動脈硬化巣を築き、動脈の内側が狭くなったり硬くなったりする、粥状硬化病変を形成していきます。

引用・参考文献

1) 細井雅之ほか. "脂質異常症の薬". 糖尿病のくすりとケア ビジュアルガイド：絵と写真とアイコンでひと目でわかる！：患者指導と処方のポイント, 糖尿病ケア 2014 年秋季増刊. 朝倉俊成編. 大阪, メディカ出版, 2014, 225-41.

2) 福本真也ほか. "糖尿病は別名「血管障害病」脳卒中・冠動脈疾患・末梢動脈疾患". すぐに使える！ 究極の糖尿病患者説明シート 50, 糖尿病ケア 2011 年秋季増刊. 細井雅之編. 大阪, メディカ出版, 2011, 164-7.

第3章　脂質異常症

② 脂質異常症の診断・治療（初診）

脂質の基準値・異常値

■ 中性脂肪（トリグリセリド［TG］）
- 基準値：空腹時採血 30 〜 149mg/dL
- 異常値：空腹時採血 150mg/dL 以上（随時採血 175mg/dL 以上）で高トリグリセリド血症

■ HDL コレステロール（HDL-C、善玉コレステロールとも呼ばれる）
- 基準値：40 〜 65mg/dL
- 異常値：40mg/dL 未満で低 HDL コレステロール血症

■ LDL コレステロール（LDL-C、悪玉コレステロールとも呼ばれる。Friedewald 式［TC − HDL-C − TG/5、ただし空腹時採血の場合のみ］または直接法で算出）
- 基準値：60 〜 140mg/dL
- 異常値：140mg/dL 以上で高 LDL コレステロール血症
  （120 〜 139mg/dL で境界域高 LDL コレステロール血症）

■ non-HDL コレステロール（non-HDL-C、算出式：総コレステロール− HDL-C）
- 基準値：90 〜 149mg/dL
- 異常値：170mg/dL 以上で高 non-HDL コレステロール血症
  （150 〜 169mg/dL で境界域高 non-HDL コレステロール血症）

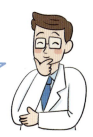

脂質異常症には、ほかの基礎疾患と関係のない「原発性脂質異常症」と、ほかの疾患（肥満、糖尿病、腎疾患、内分泌疾患、肝疾患など）や薬物使用に関係のある「続発性脂質異常症」があります。脂質異常症の診断基準にあてはまる場合でも、すぐに治療が必要というわけではありません。

日本動脈硬化学会編. 動脈硬化性疾患予防ガイドライン 2022 年版を参考に作成

治療の基本は生活習慣の改善

脂質異常症の治療は、血中の脂質量を下げるだけではなく、動脈硬化の進行を予防することが目的です。

- 禁煙
- 食生活の是正
- 適正体重の維持
- 運動の増加

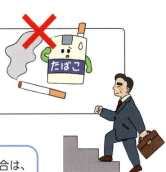

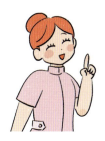

生活習慣を見直しても改善がみられない場合は、薬物療法を行います。

脂質異常症とは

脂質異常症は、従来は高脂血症と呼ばれていました。

高脂血症は、①総コレステロール、LDL コレステロール（LDL-C）、中性脂肪（トリグリセリド［TG］）のいずれかが高いか、② HDL コレステロール（HDL-C）が低いかのどちらかにあてはまることが診断基準とされていました。しかし、総コレステロール値が高い人のなかには、「悪玉コレステロール」とも呼ばれる LDL-C が正常で「善玉コレステロール」とも呼ばれる HDL-C のみが高い場合も少なからず含まれています。HDL-C が低い場合も「高脂血症」と呼ぶのは適当でないといった観点から、2007 年に日本動脈硬化学会は診断名を「高脂血症」から「脂質異常症」に変更しました。

脂質異常症には、ほかの基礎疾患と関係のない「原発性脂質異常症」と、ほかの疾患（肥満、糖尿病、腎疾患、内分泌疾患、肝疾患など）や薬物使用に基づいて起こる「続発性脂質異常症」があります。

脂質異常症は、①高 LDL-C 血症（LDL-C 140mg/dL 以上）、②高 TG 血症（空腹時 TG 150mg/dL 以上）、③低 HDL-C 血症（HDL-C 40mg/dL 未満）に分類されます。ただし、診断基準にあてはまる場合でも、すぐに治療が必要というわけではありません。

治療の基本は生活習慣の改善

脂質異常症の治療の基本は生活習慣の改善です。生活習慣を改善することは、血中脂質を下げるだけではなく、動脈硬化の進展を予防することも目的としています。そのため、血中脂質に加え、動脈硬化を促進するほかの要素である

高血圧や耐糖能異常、肥満なども改善できるように生活を見直します。そのおもな内容は、①禁煙、②食生活の是正、③適正体重の維持、④運動の増加です。

生活習慣を見直しても改善がみられない場合は、薬物療法を行います。

引用・参考文献

1) 日本動脈硬化学会編. 動脈硬化性疾患予防ガイドライン 2022 年版. 2022, 210p.

第3章 脂質異常症

3 脂質異常症の食事療法（初診）

脂質異常症の食事の基本

- 過食をおさえ、適正体重を維持する
  → 体内の余分な脂肪を減らすためにも、適正体重の範囲におさまるように食事のエネルギー量を調整します。適正体重は体格指数（BMI）をもとに算出します。

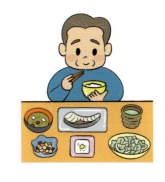

- 肉の脂身、動物脂（牛脂、ラード、バター）、乳製品の摂取をおさえ、魚、だいずの摂取を増やす
  → 食事の脂質エネルギー比を20～25%とし、そのうち飽和脂肪酸のエネルギー比率が7%未満となるようにします。コレステロールは1日200mg未満にとどめましょう。
  → 脂質はなるべく多価不飽和脂肪酸をとるようにしましょう。多価不飽和脂肪酸は、魚の油やだいずなどに多く含まれています。

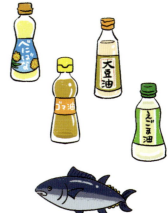

- 野菜、海藻、きのこの摂取を増やす
  → 低エネルギーで食物繊維が豊富な食品を多くとりましょう。

- くだものやナッツ類は適度に摂取する
  → ビタミンや食物繊維が豊富ですが、とりすぎると糖質や脂質量が増えるため注意します。

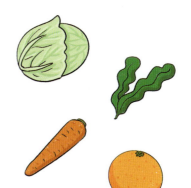

- 精製された穀類を減らし、未精製穀類や麦を増やす
  → 食事の炭水化物エネルギー比は50～60%とします。また、食物繊維が豊富な未精製穀物や麦をとるようにしましょう。

- 食塩を多く含む食品の摂取をひかえる
  → 1日6g未満をめざしましょう。

- アルコールの摂取を減らす
  → 肝臓での中性脂肪（トリグリセリド[TG]）の合成をおさえることができます。

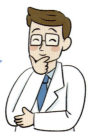 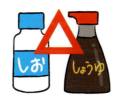

体内の脂肪を減らし、動脈硬化を予防しましょう！

「栄養3・3運動」をご存じですか？

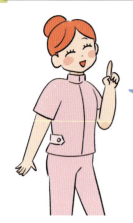

朝食・昼食・夕食の3食と、赤色の食品・黄色の食品・緑色の食品の3色をそれぞれバランスよくとる運動です。

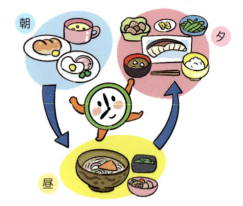

3食しっかりとりましょう

■3色の食品について知りましょう

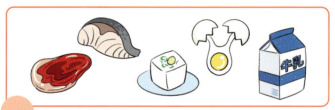

赤色の食品 肉や魚、卵、だいず、牛乳など体の血や肉をつくる食品

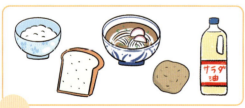

黄色の食品 ご飯やパン、いも、砂糖、油など、体がはたらく力になる食品

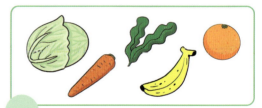

緑色の食品 野菜や海藻、くだものなど体の調子をととのえる食品

「脂質異常症の食事の基本」のすべてを実施することがむずかしいという人は、「栄養3・3運動」を意識することからはじめてみましょう。

「朝食を食べるようにする」「昼食に緑色の食品を追加する」といった、できることから取り入れてみませんか？

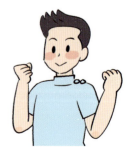

脂質異常症の食事の基本

脂質異常症の食事療法は、以下の点に注意して行います。

■ 過食をおさえ、適正体重を維持

体内の余分な脂肪を減らすためにも、適正体重の範囲におさまるように食事のエネルギー量を調整します。適正体重は体格指数（BMI）をもとに個別に算出します。

■ 肉の脂身、動物脂、乳製品の摂取をおさえ、魚、だいずの摂取を増やす

食事の脂質エネルギー比を 20 〜 25％とし、そのうち飽和脂肪酸のエネルギー比率が 7％未満となるようにします。また、コレステロールは 1 日 200mg 未満にとどめます。患者には、魚の油やだいずなどに多く含まれる多価不飽和脂肪酸の積極的な摂取を促します。

■ 野菜・海藻・きのこの摂取を増やし、くだもの・ナッツ類は適度に摂取

低エネルギーで食物繊維が豊富な食品を多くとるように伝えます。くだものやナッツもビタミンや食物繊維が豊富ですが、これらをとりすぎると糖質や脂質量が増えるため注意が必要です。

■ 精製された穀類を減らし、未精製穀類や麦を増やす

食事の炭水化物エネルギー比は 50 〜 60％とします。また、食物繊維が豊富な未精製穀物や麦を摂取することも提案しましょう。

■ 減塩・節酒

食塩摂取は 1 日 6g 未満とします。また、アルコールをひかえると肝臓での中性脂肪（トリグリセリド［TG］）の合成をおさえることができます。

「むずかしい」場合は「栄養 3・3 運動」を意識

これらの内容を一度にすべて実施することは、患者にとっては大きな負担となります。その際におすすめしたいのが「栄養 3・3 運動」です。

「栄養 3・3 運動」は、厚生労働省が提示した「すこやかな毎日のための基本的な食生活のありかた」を簡単に表現したものです。「朝食」「昼食」「夕食」の 3 食と、3 色食品群で示す「赤色の食品」「黄色の食品」「緑色の食品」の 3 つをそれぞれ示しています。3 色の食品がバランスよく含まれた食事を 1 日 3 回とることで、健康的な食生活をめざします。

患者には、3 色食品群について説明したうえで、3 食・3 色がどの程度充足しているか考えてもらいます。そして、「朝食が欠けているからすこしでも食べるようにする」「昼食に緑色の食品が少ないから野菜料理を 1 品増やす」といった、できることからすこしずつ取り入れていくように説明しましょう。

引用・参考文献

1) 日本動脈硬化学会編. 動脈硬化性疾患予防のための脂質異常症診療ガイド 2023 年版. 2023, 198p.
2) 厚生労働省. 食生活のあり方を簡単に示した栄養 3・3 運動. e- ヘルスネット［情報提供］. (https://www.e-healthnet.mhlw.go.jp/information/food/e-03-001.html).

4 脂質異常症の運動療法（初診）

運動で脂質異常症を改善しましょう！

脂質異常症の治療の根幹は、生活習慣の改善です。薬での治療より先に食事・運動の改善を行う必要があり、薬を飲んでいても、食事・運動を改善しなくてよいということはありません。

> 目標は1日の合計が30分以上の運動を週3日以上。
> または1週間に150分以上実施。
> →毎日運動ができると、さらに効果的です！

■ 具体的には…

● 有酸素運動を中心に
→有酸素運動とは「酸素を使うことで体内の糖質・脂質をエネルギーにする、筋肉への負荷が比較的軽い運動」で、ウォーキング、水泳、サイクリングなどが該当します。

● 「ふつうに歩く」以上の運動で
→「中強度以上」の運動がすすめられています。具体的には、ふつうに歩く、自転車に乗る、ボウリングのような、比較的楽に行える運動からスタートします。

運動をすると、血中の中性脂肪（トリグリセリド［TG］）が減り、HDLコレステロール（HDL-C、善玉コレステロール）が増えることで、脂質異常症の改善につながります。

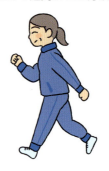

1日30分を週3日以上
または1週間に150分以上

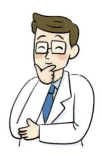

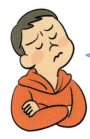

でも、忙しいから運動をする時間なんてありません……

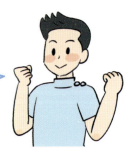

そのような場合でも大丈夫！ 日常生活に運動をとり入れる方法はたくさんありますよ！

日常生活で運動をとり入れる工夫

まずは、生活活動を増やし、座っている時間を減らしましょう。

■生活活動
生活活動とは、毎日行っている仕事や家事、通勤や通学といった動きを指します。
- 掃除や洗濯物を干すといった家事を積極的に行う
- 犬の散歩、子どもと外で遊ぶ
- 通勤時に階段を使用する
- カラオケで立って歌う

これらの動作を組み合わせると、運動に匹敵する効果が得られます。

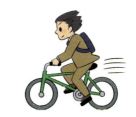
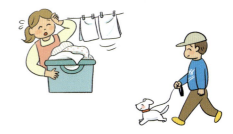

■座っている時間を減らす
座り続けていること自体が、健康に対するリスクです。
- 立ち上がってテレビを見る
- デスクワーク中にこまめに立ち上がる

このように、すこしでも立ち上がる時間を増やしましょう。

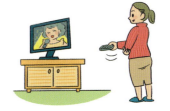

家でも簡単！ 踏み台昇降

高さ10～20cmの踏み台を用い、1分間に10～15回のテンポで上り下りします。運動習慣があまりない人は1回3分を1日1～3回、運動習慣のある人は1回10分を1日1～3回行うとよいでしょう。

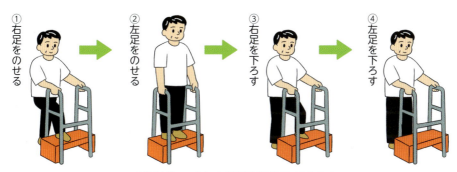

1往復ずつ、先に上げる足を交互に変えます。

踏み台がなくても、階段や家のなかの段差でチャレンジできます。バランスをくずしたり足元がふらつく心配のある人は、壁やいすにつかまり、安全に配慮して行いましょう。

運動が脂質異常症を改善する機序

　脂質異常症の治療の根幹は、生活習慣の改善です。安易な薬物療法はつつしみ、薬物療法中も生活習慣の改善を行うべきとされています。

　血中脂質レベルは、1回の運動では影響を受けません。血中脂質レベルに好影響を与えるには、数か月以上の長期的な運動療法が必要です。

　有酸素運動が血中脂質レベルを改善させる機序としては、筋のリポプロテインリパーゼ活性が増大し、トリアシルグリセロール（血中カイロミクロン・VLDL・LDL）の分解を促進させることで、HDL を増やすことが関与していると考えられています。HDL は末梢組織や細胞から余剰なコレステロールを回収し、肝臓に運搬する役割を有しています。つまり HDL コレステロール（HDL-C）には、脂質異常症の進展を抑制するはたらきがあります。

どのくらい運動すればよい？

　2005 年までの国内外の運動に対する HDL-C の効果を検討した研究結果から、HDL-C を増加させることができる運動・身体活動の最低条件として、1週間に合計 120 分間の運動を行うか、1週間に合計 900kcal のエネルギーを消費する身体活動を行わなければならないこともあきらかとなりました。

　脂質異常症患者に推奨される運動は、有酸素運動を中心に、中強度以上（3メッツ以上）の強度で、1日の合計 30 分以上を週3日以上（可能であれば毎日）、または週に 150 分以上実施というものです。

　まとまった運動時間を確保することがむずかしいという患者は、10 分間の運動を3回行うな

ど、短時間の運動を数回に分けて実施してもよいです。また、掃除や洗濯、子どもと遊ぶといったような、生活活動の時間・量を増やすことからはじめてもかまいません。

運動と食事、両方の改善が重要

　高トリグリセリド（TG）血症と低 HDL-C 血症の治療には、とくに食事と運動が重要です。TG を下げる食事に十分な運動を組み合わせると、血中 TG はより効果的に低下します。また、HDL-C の低値は TG の高値と連動することが多いため、TG を下げる食事と運動により、HDL-C が上昇すると考えられます。患者には、運動と同時に食事療法にも取り組むように伝えます。

引用・参考文献

1）　日本動脈硬化学会編. 動脈硬化性疾患予防のための脂質異常症診療ガイド 2023 年版. 2023, 198p.
2）　井垣誠. "これから運動療法を始める人のためのハイパースライド". 激アツ！ 糖尿病教室ハイパースライド, 糖尿病ケアプラス 2023 年夏季増刊. 細井雅之編. 大阪, メディカ出版, 2023, 192-9.
3）　今井優. 体を動かす時間をすこしだけ増やしてみましょう. 糖尿病ケアプラス. 20（6）, 2023, 30-3.

第3章 脂質異常症

5 脂質異常症の薬物療法（初診）

脂質異常症の経口薬（飲み薬）

スタチン（HMG-CoA 還元酵素阻害薬）
特徴：肝臓で LDL コレステロール（LDL-C）が合成されるのをおさえる
注意点：クレアチンキナーゼ（CK）上昇と横紋筋融解症に注意
おもな楽剤：プラバスタチンナトリウム、シンバスタチン、フルバスタチンナトリウム、アトルバスタチンカルシウム水和物、ピタバスタチンカルシウム、ロスバスタチンカルシウム

小腸コレステロールトランスポーター阻害薬
特徴：小腸からのコレステロール吸収を阻害する
注意点：肝障害を起こすことがある
おもな薬剤：エゼチミブ

選択的 PPAR αモジュレーター
特徴：核内受容体（PPARα）に結合し、標的となる遺伝子の発現を調節することで、血液中の中性脂肪（トリグリセリド［TG］）濃度を低下させ、HDL コレステロール（HDL-C）濃度を上昇させる
注意点：横紋筋融解症を起こすことがある
おもな薬剤：ペマフィブラート

フィブラート系薬
特徴：肝臓での中性脂肪の産生を抑え、胆汁へのコレステロール排泄を増加させることで、肝臓や血液中の中性脂肪やコレステロールを減少させる
注意点：スタチン系薬剤との併用は横紋筋融解症のリスクを高めるので原則禁忌。腎不全も投与禁忌
おもな薬剤：ベザフィブラート、フェノフィブラート

多価不飽和脂肪酸
特徴：いわし、さばなどにも含まれる成分。中性脂肪を減らし、血小板のはたらきを抑制して血液が固まることを防ぐ
注意点：出血傾向に注意
おもな薬剤：イコサペント酸エチル（EPA 製剤）、
　　　　　　オメガ-3 脂肪酸エチル（EPA・DHA 製剤）

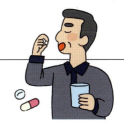

ニコチン酸系薬

特徴：脂肪酸が集まって中性脂肪になることを防ぐ
注意点：顔面潮紅を起こすことがある
おもな薬剤：トコフェロールニコチン酸エステル

レジン（陰イオン交換樹脂）

特徴：腸の中でコレステロールと胆汁酸の吸収を抑える
注意点：消化器症状に注意
おもな薬剤：コレスチラミン、コレスチミド

プロブコール

特徴：コレステロールからの胆汁酸合成を促進したり、LDLの分解を促進することで、LDL-Cを減らす。また、コレステロールが酸化して血管に付着することを防ぐ
注意点：QT延長に注意
おもな薬剤：プロブコール

MTP阻害薬

特徴：肝臓や小腸でLDL-Cを増やす要因となっている物質（MTP）を阻害することで、LDL-Cを減らす。
注意点：家族性高コレステロール血症（FH）で、ホモ接合体のタイプのみ効果が期待できる。使用時は肝機能障害に注意
おもな薬剤：ロミタピドメシル酸塩

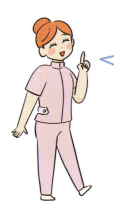

> 薬が効いているかや、副作用が出ていないかを確認するために、定期的に血液検査を実施します。

薬物療法を開始する条件

生活習慣の改善介入を3～6か月続けても、どうしても生活習慣が改善できない場合や、生活習慣を改善しても血中脂質の数値が改善できない場合は、動脈硬化が進展したり、心筋梗塞や脳梗塞へと進む危険性がどんどん高くなります。そのため、薬物療法の実施を考慮します。

また、家族性高コレステロール血症（FH）の場合には、生活習慣の改善を行うとともに、すぐに薬物療法を実施します。

おもな脂質異常症の治療薬（経口薬）

85～86ページに、おもな経口薬の特徴や副作用をまとめています。

高LDLコレステロール（LDL-C）血症の患者に対しては、第一選択薬としてスタチン（HMG-CoA還元酵素阻害薬）が推奨されています。スタチン単剤で効果が不十分であれば、スタチンを増量するか、ほかの薬剤との併用を検討します。この際に併用する薬剤は、小腸コレステロールトランスポーター阻害薬のエゼチミブか、レジン（陰イオン交換樹脂）のコレスチラミン、コレスチミドです。

すでに冠動脈疾患の既往がある患者（二次予防が必要な患者）の場合は、LDL-Cの値にかかわらず、最大用量のストロングスタチン（アトルバスタチンカルシウム水和物、ピタバスタチンカルシウム、ロスバスタチンカルシウム）を第一選択薬として治療を開始します。

高トリグリセリド（TG）血症、低HDLコレステロール（HDL-C）血症の患者に対しては、第一選択薬として選択的PPARαモジュレーター、フィブラート系薬が推奨されています。その次に多価不飽和脂肪酸やニコチン酸系薬の使用を検討します。また、TGが500mg/dL以上の患者は、急性膵炎の発症リスクが高くなります。そのため、食事療法とともに選択的PPARαモジュレーター、フィブラート系薬を使用します。

注意が必要な副作用

スタチンやフィブラート系薬を使用しているときに、患者が筋肉痛を訴えることがあります。軽度の場合はそのまま服薬を続けることができますが、重症の場合は横紋筋融解症を発症するおそれがあるため注意が必要です。その際は薬剤を変更します。

引用・参考文献

1） 日本動脈硬化学会編. 動脈硬化性疾患予防のための脂質異常症診療ガイド2023年版. 2023, 198p.

6 脂質異常症の食事療法（再診）

脂質異常症のタイプに応じた食事療法

中性脂肪（トリグリセリド［TG］）、LDLコレステロール（LDL-C）、HDLコレステロール（HDL-C）のどれを改善したいかで、食事療法はすこしずつ変化します。しかし、どの脂質異常症でも、まずは体にたまっている余計な脂肪を減らす必要があります。適正体重の範囲におさまるように、エネルギー摂取量を調整しましょう。

- 糖尿病を合併している人の目標体格指数（BMI）
  → 65歳未満は22kg/m^2、65～74歳は22～25kg/m^2、75歳以上は22～25kg/m^2（現体重に基づき、フレイル、ADL、併発症、体組成、身長短縮、摂食状況や代謝状態を踏まえて適宜判断）とします。
- 脂質異常症だけの人の目標減量値
  → 腹囲が男性85cm以上、女性90cm以上の場合（メタボリックシンドローム）、体重やウエスト周囲長の3％減を目標とします。

■ 高LDL-C血症
- 飽和脂肪酸の多い食品をひかえる
  → 飽和脂肪酸は、肉の脂身（赤身ではなく白い部分）ばら肉、ひき肉、鶏肉の皮、バターやラード、生クリーム、パームヤシやカカオの油脂、インスタントラーメンなどの加工食品などに多く含まれます。
- コレステロールの多い食品をひかえる
  → 鶏卵の黄身や魚卵に多く含まれます（次のページも参照）。
- 食物繊維の摂取量を増やす
  → 食物繊維をとると、コレステロールが体外へ排泄されやすくなります。

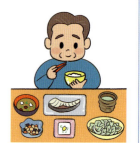

■ 高TG血症
- 糖質のとりすぎを防ぐ
  → TGは、肝臓で余分な糖質から合成されます。炭水化物エネルギー比率を50～60％とし、果糖を含む加工食品の大量摂取をひかえましょう。
- アルコール制限
  → 禁酒・節酒は短期間で効果が現れやすいです。
- n-3系多価不飽和脂肪酸を積極的にとる
  → 青魚に多く含まれるエイコサペンタエン酸（EPA）、ドコサヘキサエン酸（DHA）は、肝臓でTGをつくりにくくするため、積極的に摂取しましょう。

■ 低HDL-C血症
- 食事だけではなく、生活習慣全般を見直す
  → HDL-Cの低値は、TG高値と連動することが多いため、まずはTGを下げる食事療法に取り組みます。
  → 同時に、運動や減量・禁煙に取り組むことで、HDL-C上昇が見込まれます。

コレステロールの多い食品

食品	100g 中含有量（mg）	めやす量	常用量（g）	含有量（mg）
鶏レバー	370	1人前	60	222
豚レバー	250	1人前	60	150
牛レバー	240	1人前	60	144
鶏手羽（皮つき）	140	1人前	60	84
和牛ばら肉（脂身つき）	98	1人前	100	98
鶏もも肉（皮つき）	90	1人前	100	90
和牛肩ロース（脂身つき）	89	1人前	100	89
鶏むね肉（皮つき）	86	1人前	100	86
するめ	980	1/2 枚	40	392
あんこうきも	560	1人前	40	224
いくら	480	1人前	30	144
かずのこ	370	1 尾	30	111
しらこ	360	1人前	40	144
たらこ	350	1/2 腹	40	140
生うに	290	2～3 個	30	87
するめいか	250	1/3 枚	80	200
ほたるいか	240	5～6 杯	30	72
うなぎ蒲焼	230	1 串	60	138
ししゃも	230	1人前	50	115
いか塩辛	230	大さじ 1	20	46
くるまえび	170	2 尾	50	85
あなご	140	1 尾	60	84
子持ちがれい	120	1 尾	150	180
まだこ（皮つき）	110	2 尾	80	88
きす	88	小 2 尾	80	70
かれい	71	1 尾	150	107
いさき	71	1 切れ	150	107
卵黄	1,200	中 1 個	18	216
うずら卵	470	2～3 個	30	141
シュークリーム	200	1 個	50	100
カステラ	160	1 切れ	60	96
ババロア	150	1 個	60	90
ショートケーキ	140	1 切れ	60	84
カスタードプリン	120	1 個	60	72
クリームパン	98	1 個	80	78

「日本食品標準成分表（八訂）増補 2023 年」を参考に作成

適量をおいしく食べましょう！

第 3 章 脂質異常症

脂質異常症のタイプに応じた食事療法

中性脂肪（トリグリセリド［TG］）、LDLコレステロール（LDL-C）、HDLコレステロール（HDL-C）のどれを改善したいかで、食事療法はすこしずつ変化します。しかし、どのタイプであっても、適正体重をめざすためにエネルギー量を調整します。

また、脂質量を制限しようとして、たんぱく質を豊富に含む食品を過剰に制限する人がいます。筋肉量の少ない人やサルコペニアの心配がある人は、たんぱく質が不足することによるデメリットも大きいため、適切な量を摂取するように伝えます。

■ 高 LDL-C 血症

食事中の飽和脂肪酸量が多いことが、LDL-C高値のいちばんの原因です。また、コレステロールを多く含む食品もLDL-Cを高くします。一方で、食物繊維には、コレステロールを体外へ排出するはたらきがあります。

患者には、①飽和脂肪酸の多い食品をひかえる、②コレステロールの多い食品をひかえる、③食物繊維の摂取量を増やす、の3点を重点的に伝えましょう。

■ 高 TG 血症

体内の余分な糖質は、肝臓でTGに合成されます。そのため、糖質量を減らすことで血中のTG値は下がりますが、過剰な糖質制限には低血糖状態をまねく、食物繊維不足に陥るといったデメリットもあります。炭水化物のエネルギー比が50〜60％となるように設定し、甘いものやくだもののとりすぎをひかえるようにしましょう。アルコールの制限は、短期間で効果が現れやすく、患者のモチベーションにもつながるため効果的です。

また、肝臓でTGをつくりにくいn-3系多価不飽和脂肪酸を積極的に摂取することも重要です。

■ 低 HDL-C 血症

HDL-Cの低値はTGの高値と連動することが多いです。そのため、まずは高TG血症の食事療法を実施します。また、HDL-Cを上昇させるには、食事療法だけはなく運動や減量・禁煙も欠かせません。患者には、生活習慣全般の改善が必要だと伝えましょう。

引用・参考文献

1) 日本糖尿病学会編. 糖尿病治療ガイド 2022-2023. 東京, 文光堂, 2022, 156p.
2) 日本動脈硬化学会編. 動脈硬化性疾患予防のための脂質異常症診療ガイド 2023 年版. 2023, 198p.
3) 文部科学省. 日本食品標準成分表（八訂）増補 2023 年. (https://www.mext.go.jp/a_menu/syokuhinseibun/mext_00001.html).
4) 厚生労働省. 脂質異常症. e-ヘルスネット［情報提供］. (https://www.e-healthnet.mhlw.go.jp/information/metabolic/m-05-004.html).
5) 厚生労働省. 脂質異常症（実践・応用）. e-ヘルスネット［情報提供］. (https://www.e-healthnet.mhlw.go.jp/information/food/e-02-013.html).

第 3 章　脂質異常症

7 脂質異常症の運動療法（再診）

体を動かしましょう

厚生労働省は「健康づくりのための身体活動・運動ガイド 2023」を公表しています。成人の推奨項目は、脂質異常症患者さんにもおすすめです。

- 個人差を踏まえ、強度や量を調整し、可能なものから取り組む。今よりもすこしでも多く身体を動かす。
- 強度が 3 メッツ以上の身体活動を週 23 メッツ・時以上行うことを推奨する。具体的には、歩行またはそれと同等以上の強度の身体活動を 1 日 60 分以上行うことを推奨する（1 日約 8,000 歩以上に相当）。
- 強度が 3 メッツ以上の運動を週 4 メッツ・時以上行うことを推奨する。具体的には、息がはずみ汗をかく程度の運動を週 60 分以上行うことを推奨する。
- 筋力トレーニングを週 2 〜 3 日行うことを推奨する（週 4 メッツ・時の運動に含めてもよい）。
- 座位行動（座りっぱなし）の時間が長くなりすぎないように注意する（立位困難な人も、じっとしている時間が長くなりすぎないよう、すこしでも身体を動かす）。

厚生労働省. 健康づくりのための身体活動・運動ガイド 2023 より引用・改変

運動のメッツ一覧

メッツ	運動
2.3	ストレッチング
2.5	ヨガ、ビリヤード
2.8	座って行うラジオ体操、楽な強度で行う筋トレ（腹筋運動）
3.0	ボウリング、バレーボール、社交ダンス（ワルツ、サンバ、タンゴ）、ピラティス、太極拳
3.5	自転車エルゴメーター（30 〜 50 ワット）、体操（家で、軽・中等度）、ゴルフ（手引きカートを使って）
3.8	ほどほどの強度で行う筋トレ（腕立て伏せ・腹筋運動）
4.0	卓球、パワーヨガ、ラジオ体操（第 1）
4.3	やや速歩（平地、やや速めに＝ 93m/ 分）、ゴルフ（クラブを担いで運ぶ）
4.5	テニス（ダブルス）、水中歩行（中等度）、ラジオ体操（第 2）
4.8	水泳（ゆっくりとした背泳）
5.0	かなり速歩（平地、速く＝ 107m/ 分）、野球、ソフトボール、サーフィン、バレエ（モダン、ジャズ）、筋トレ（スクワット）
5.3	水泳（ゆっくりとした平泳ぎ）、スキー、アクアビクス
5.5	バドミントン
6.0	ゆっくりとしたジョギング、ウエイトトレーニング（高強度、パワーリフティング、ボディビル）、バスケットボール、水泳（のんびり泳ぐ）
6.5	山を登る（0 〜 4.1kg の荷物を持って）
6.8	自転車エルゴメーター（90 〜 100 ワット）
7.0	ジョギング、サッカー、スキー、スケート、ハンドボール
8.0	サイクリング（約 20km/ 時）、激しい強度で行う筋トレ（腕立て伏せ・腹筋運動）
9.0	ランニング（139m/ 分）
10.0	水泳（クロール、速い、69m/ 分）

まずはここを目標に

すこしずつ強度を上げていきましょう

無理せずチャレンジ！

メッツ（METs）は、運動や身体活動の強さを示す単位です。静かに座っている状態を1としたときに、その何倍のエネルギーを消費するかで、活動の強さを表現します。継続した運動がむずかしいという人は、生活活動を増やしましょう。

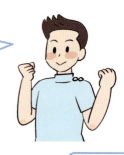

生活活動のメッツ一覧

メッツ	運動
1.8	立位（会話、電話、読書）、皿洗い
2.0	ゆっくりした歩行（平地、非常に遅い＝ 53m/ 分未満、散歩または家の中）、料理や食材の準備（立位、座位）、洗濯、子どもを抱えながら立つ、洗車・ワックスがけ
2.2	子どもと遊ぶ（座位、軽度）
2.3	ガーデニング（コンテナを使用する）、動物の世話、ピアノの演奏
2.5	植物への水やり、子どもの世話、仕立て作業
2.8	ゆっくりした歩行（平地、遅い＝ 53m/ 分）、子ども・動物と遊ぶ（立位、軽度）
3.0	普通歩行（平地、67m/ 分、犬を連れて）、電動アシストつき自転車に乗る、家財道具の片づけ、台所の手伝い、梱包、ギター演奏（立位）
3.3	カーペット掃き、フロア掃き、掃除機、身体の動きを伴うスポーツ観戦
3.5	歩行（平地、75〜85m/ 分、ほどほどの速さ、散歩など）、楽に自転車に乗る（8.9km/ 時）、階段を下りる、軽い荷物運び、車の荷物の積み下ろし、荷づくり、モップがけ、床磨き、風呂掃除、庭の草むしり、車いすを押す、スクーター（原付）・オートバイの運転
4.0	自転車に乗る（≒ 16km/ 時未満、通勤）、階段を上る（ゆっくり）、動物と遊ぶ（歩く / 走る、中強度）、高齢者や障害者の介護（身支度、風呂、ベッドの乗り降り）、屋根の雪下ろし
4.3	やや速歩（平地、やや速めに＝ 93m/ 分）、苗木の植栽、農作業（家畜に餌を与える）
4.5	耕作、家の修繕
5.0	かなり速歩（平地、速く＝ 107m/ 分）、動物と遊ぶ（歩く / 走る、活発に）
5.5	シャベルで土や泥をすくう
5.8	子どもと遊ぶ（歩く / 走る、活発に）、家具・家財道具の移動・運搬
6.0	スコップで雪かきをする
7.8	農作業（干し草をまとめる、納屋の掃除）
8.0	運搬（重い荷物）
8.3	荷物を上の階へ運ぶ
8.8	階段を上る（速く）

すでにできているものをチェック！

まずはここを目標に

無理のない範囲で取り入れていきましょう

運動が習慣づいた患者をさらに支援しよう

第3章4（82ページ）で解説したように、脂質異常症患者の運動療法は「有酸素運動を中心に、中強度以上の強度で、1日の合計30分以上を週3日以上（可能であれば毎日）、または週に150分以上実施」することが推奨されています。これまでほとんど体を動かす機会がなかったり、運動をしたことがないという患者には、ファーストステップとして生活活動量を増やしたり、すこしでもよいので運動時間を確保するように伝えます。

生活習慣の改善にともなって生活活動量が増えたり運動時間が増えてきた患者には、次のステップとして、運動の種類を増やし、運動強度を意識することが望まれます。その際に患者に説明したいのがメッツ（METs）です。

メッツ（METs）とは

メッツ（METs）は、運動や身体活動の強さを示す単位です。静かに座っている状態を1としたときに、その何倍のエネルギーを消費するかで、活動の強さを表現します。

身体活動量や運動量が多いほど、生活習慣病を発症したり死亡するリスクが低くなるといわれています。具体的には、身体活動を1日10分増やすことで、生活習慣病発症や死亡リスクが約3％下がるという研究があります。また、週23メッツ・時まで身体活動量を増やすことで、それらのリスクが大きく下がるという報告もあります。さらに、週4メッツ・時の運動をすると、生活習慣病発症や死亡リスクが約10％下がるともいわれています[1]。

脂質異常症患者に推奨される運動強度である「中強度以上の強度」は、およそ3メッツ以上だ

とされています。運動と生活活動のいずれも、めやすとなるメッツが公開されているため、「これならできそう」という活動を患者と一緒に確認しましょう。

また、運動療法は継続することも重要です。患者には、強度だけにとらわれず、3メッツ未満の活動であっても、日々続けることが大切だと伝えましょう。

引用・参考文献
1) 厚生労働省. "健康づくりのための身体活動・運動ガイド2023". 身体活動・運動の推進. (https://www.mhlw.go.jp/stf/seisakunitsuite/bunya/kenkou_iryou/kenkou/undou/index.html).
2) 日本動脈硬化学会編. 動脈硬化性疾患予防のための脂質異常症診療ガイド2023年版. 2023, 198p.

8 脂質異常症の薬物療法（再診）

薬を飲みはじめたら、食事療法・運動療法はしなくていいの？

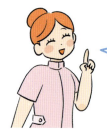

脂質異常症の治療は、生活習慣の改善が第一で、これは薬物療法をはじめても同じです。とくに冠動脈疾患やアテローム血管性脳梗塞の既往がある人は、生活習慣の改善とともに適切な薬物療法を行いましょう。

脂質管理の目標値はおもに、①動脈硬化性疾患を発症するリスクがどのくらいあるか（一次予防）、②すでに心血管疾患の既往があるか（二次予防）で決められます。リスクが高いほど目標値は厳格になります。

あなたの脂質管理目標値

LDL-C	mg/dL	中性脂肪（TG）	mg/dL
non-HDL-C	mg/dL	HDL-C	mg/dL

脂質異常症の注射薬の特徴と注意点

PCSK9 阻害薬（モノクローナル抗体）

特徴：2週間または4週間に1回の皮下注射薬。LDL コレステロール（LDL-C）の肝臓への取り込みをコントロールする PCSK9 という酵素のはたらきをおさえ、LDL-C の肝臓への取り込みを促進させて血液中の LDL-C を減らす
注意点：注射部位反応に注意
おもな薬剤：エボロクマブ

持続型 LDL コレステロール低下 siRNA 製剤

特徴：初回注射後は3か月後に皮下注射し、それ以降は6か月に1回の間隔で注射する
注意点：注射部位反応に注意
おもな薬剤：インクリシランナトリウム

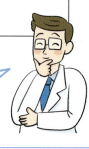

脂質異常症には注射薬もあります。家族性高コレステロール血症（FH）の人や、心血管イベント発症リスクが高く、経口薬（飲み薬）だけでは効果が不十分な人が対象です。

脂質異常症の管理目標値[1]と薬物療法

脂質管理の目標値は、①動脈硬化性疾患を発症するリスクがどのくらいあるか（一次予防）、②すでに冠動脈疾患またはアテローム血栓性脳梗塞の既往があるか（二次予防）で決められます。

一次予防に該当する患者は、まずは生活習慣を改善し、その後薬物療法の適用を考慮します。また、リスクに応じて脂質管理目標値を3段階に分けます。まず、糖尿病、慢性腎臓病（CKD）、末梢動脈疾患（PAD）のいずれかがある人は高リスクとなります。それ以外の人は性別、血圧、糖代謝異常の有無、喫煙、LDL-C、HDL-Cで低、中、高リスクに分けます。それぞれの目標値は、低リスク患者でLDL-C＜160mg/dL、non-HDL-C＜190mg/dL、中リスク患者でLDL-C＜140mg/dL、non-HDL-C＜170mg/dL、高リスク患者でLDL-C＜120mg/dL（さらに糖尿病でPADか細小血管症を合併している、または喫煙ありの場合は＜100mg/dL）、non-HDL-C＜150mg/dL（さらに糖尿病でPADか細小血管症を合併している、または喫煙ありの場合は＜130mg/dL）です。

二次予防に該当する患者は、生活習慣の改善と同時に薬物療法を開始します。脂質の管理目標値はさらに厳格になり、LDL-C＜100mg/dL（さらに急性冠症候群、家族性高コレステロール血症［FH］、糖尿病、冠動脈疾患とアテローム血栓性脳梗塞のいずれかを合併している場合は＜70mg/dL）、non-HDL-C＜130mg/dL（さらに急性冠症候群、家族性高コレステロール血症、糖尿病、冠動脈疾患とアテローム血栓性脳梗塞のいずれかを合併している場合は＜100mg/dL）となります。

また、いずれの段階の患者でも、TGとHDL-Cの目標値は同一です（空腹時TG＜150mg/dL［随時TG＜175mg/dL］、HDL-C≧40mg/dL）。

どうしても患者は、すこしでも検査結果が改善すれば薬物療法を中止したがるものですが、管理目標値を達成することが重要です。患者には自己判断で薬を中止しないように説明しましょう。

脂質異常症の注射薬

脂質異常症治療薬には注射薬もあります。現時点での適応は、家族性高コレステロール血症患者か、高コレステロール血症で心血管イベント発症リスクが高く、スタチン（HMG-CoA還元酵素阻害薬）の効果が不十分か使用できない患者に限られています。また、スタチンが使用できない患者以外は、スタチンと注射薬を併用する必要があります。

引用・参考文献

1） 日本動脈硬化学会編. 動脈硬化性疾患予防のための脂質異常症診療ガイド2023年版. 2023, 198p.

第3章　脂質異常症

脂質異常症患者さん向け療養計画書（初診）

（別紙様式9）

生活習慣病　療養計画書　初回用

（記入日：　　　年　　　月　　　日）

患者氏名：	（男・女）	主病：
生年月日：明・大・昭・平　　　年　　　月　　　日生（　　　才）		□糖尿病　　□高血圧症　　☑脂質異常症

ねらい：検査結果を理解できること・自分の生活上の問題点を抽出し、目標を設定できること

【検査・問診】

【検査項目】
- □身長　　（　　　　　　cm）
- □体重：現在　（　　　　　kg）→目標　（　　　　　kg）
- □BMI　　（　　　　　　）
- □腹囲：現在　（　　　　cm）→目標　（　　　　cm）
- □栄養状態　（低栄養状態のおそれ　　　良好　　　肥満）
- □収縮期／拡張期血圧　（　　　／　　　mmHg）
- □運動負荷心電図
- □そのほか　（　　　　　　　　　　　　　　　　　）

【血液検査項目】（採血日　　　月　　　日）
- □血糖〔□空腹時　□随時　□食後（　　　）時間〕（　　　　mg/dL）
- □HbA1c：現在　（　　　%）→目標　（　　　%）
- □総コレステロール　（　　　　mg/dL）
- □中性脂肪　（　　　　mg/dL）
- □HDLコレステロール　（　　　　mg/dL）
- □LDLコレステロール　（　　　　mg/dL）
- □そのほか　（　　　　　　　　　）

【問診】　□食事の状況　　□運動の状況　　□たばこ　　□そのほかの生活

【①達成目標】：患者と相談した目標

[　　　　　　　　　　　　　　　　　　　　　　　　　　　　　]

【②行動目標】：患者と相談した目標

[　　　　　　　　　　　　　　　　　　　　　]　医師氏名　　　　（印）

【重点を置く領域と指導項目】

□食事
- □食事摂取量を適正にする
- □野菜・きのこ・海藻など食物繊維の摂取を増やす
- □油を使った料理（揚げ物や炒め物など）の摂取を減らす
- □食塩・調味料を控える
- □外食の際の注意事項（　　　）
- □そのほか（　　　）
- □節酒：〔減らす（種類・量：　　　　　　を週　　　回）〕
- □間食：〔減らす（種類・量：　　　　　　を週　　　回）〕
- □食べ方：〔ゆっくり食べる・そのほか（　　　）〕
- □食事時間：朝食、昼食、夕食を規則正しくとる
- **別紙説明シート：3-3 脂質異常症の食事療法（初診）**

担当者の氏名　　　　（印）

□運動
- □運動処方：種類（ウォーキング・　　　　　　　　　）
  時間（30分以上・　　　　　　　）、頻度（ほぼ毎日・週　　　日）
  強度（息がはずむが会話が可能な強さor脈拍　　　拍/分 or　　　）
- □日常生活の活動量増加（例：1日1万歩・　　　）
- □運動時の注意事項など（　　　）
- **別紙説明シート：3-4 脂質異常症の運動療法（初診）**

担当者の氏名　　　　（印）

□たばこ
- □非喫煙者である
- □禁煙・節煙の有効性　　□禁煙の実施方法など
- **別紙説明シート：4-1 禁煙の重要性**

担当者の氏名　　　　（印）

□そのほか
- □仕事　　□余暇　　□睡眠の確保（質・量）　　□減量
- □家庭での計測（歩数、体重、血圧、腹囲など）
- □そのほか（　　　）
- **別紙説明シート：3-1 脂質異常症の病態（初診）**
  3-2 脂質異常症の診断・治療（初診）
  4-2 睡眠の重要性

担当者の氏名　　　　（印）

【服薬指導】　□処方なし　　□薬の説明：**別紙説明シート3-5 脂質異常症の薬物療法（初診）**

担当者の氏名　　　　（印）

【療養を行うにあたっての問題点】	
【ほかの施設の利用状況について】	

※実施項目は、□にチェック、（　　　）内には具体的に記入。
※担当者が同一の場合、すべての欄に署名する必要はない。

患者署名

医師氏名　　　　（印）

脂質異常症患者さん向け療養計画書（再診）

（別紙様式9の2）

生活習慣病　療養計画書　継続用　　　　　　　（記入日：　　　年　　　月　　　日）（　　）回目

患者氏名：	（男・女）	主病：

生年月日：明・大・昭・平　　　年　　　月　　　日生（　　　才）

主病：□糖尿病　　□高血圧症　　☑脂質異常症

ねらい：重点目標の達成状況を理解できること・目標再設定と指導された生活習慣改善に取り組めること

【検査・問診】

【検査項目】
- □体重：現在（　　　　　kg）→目標（　　　　　kg）
- □BMI　　（　　　　　　　　）
- □腹囲：現在（　　　　　cm）→目標（　　　　　cm）
- □栄養状態　（低栄養状態のおそれ　　良好　　肥満）
- □収縮期／拡張期血圧（　　　　／　　　　mmHg）
- □運動負荷心電図
- □そのほか　（　　　　　　　　　　　　　）

【血液検査項目】（採血日　　　月　　　日）
- □血糖〔□空腹時 □随時 □食後（　　）時間〕　　mg/dL
- □HbA1c：現在（　　　　%）→目標（　　　%）
- □総コレステロール　（　　　　）mg/dL
- □中性脂肪　（　　　　）mg/dL
- □HDLコレステロール（　　　　）mg/dL
- □LDLコレステロール（　　　　）mg/dL
- □そのほか（　　　　　　　　　　）

【目標の達成状況と次の目標】：患者と相談した目標

①達成目標：患者と相談した目標

[　　　　　　　　　　　　　　　　　　　　　　　　　　　　　　　　　　]

②行動目標：患者と相談した目標

[　　　　　　　　　　　　　　　　　　　　　　　]　　医師氏名　　　　　　（印）

【重点を置く領域と指導項目】

□食事
- □今回は、指導の必要なし
- □食事摂取量を適正にする
- □野菜・きのこ・海藻など食物繊維の摂取を増やす
- □油を使った料理（揚げ物や炒め物など）の摂取を減らす
- □食塩・調味料を控える
- □外食の際の注意事項（　　　　　　）
- □そのほか（　　　　　　　　　　）
- □節酒：〔減らす（種類・量：　　　　　　　）を週　　　回〕
- □間食：〔減らす（種類・量：　　　　　　　）を週　　　回〕
- □食べ方：〔ゆっくり食べる・そのほか（　　　　）〕
- □食事時間：朝食、昼食、夕食を規則正しくとる
- **□別紙説明シート：3-6 脂質異常症の食事療法（再診）**
- 担当者の氏名　　　　　　（印）

□運動
- □今回は、指導の必要なし
- □運動処方：種類（ウォーキング・　　　　　　　　）
- 時間（30分以上・　　　　　　）、頻度（ほぼ毎日・週　　　日）
- 強度（息がはずむが会話が可能な強さor脈拍　　　拍／分 or　　　）
- □日常生活の活動量増加（例：1日1万歩・　　　　　　）
- □運動時の注意事項など（　　　　　　　　）
- **□別紙説明シート：3-7 脂質異常症の運動療法（再診）**
- 担当者の氏名　　　　　　（印）

□たばこ
- □禁煙・節煙の有効性　　□禁煙の実施方法など
- **□別紙説明シート：4-1 禁煙の重要性**
- 担当者の氏名　　　　　　（印）

□そのほか
- □仕事　　□余暇　　□睡眠の確保（質・量）　　□減量
- □家庭での計測（歩数、体重、血圧、腹囲など）
- □そのほか（　　　　　　　　　　　）
- **□別紙説明シート：4-2 睡眠の重要性**
- 担当者の氏名　　　　　　（印）

【服薬指導】
- □処方なし　　□薬の説明：**別紙説明シート3-8 脂質異常症の薬物療法（再診）**
- 担当者の氏名　　　　　　（印）

【療養を行うにあたっての問題点】

【ほかの施設の利用状況について】

※実施項目は、□にチェック、（　　）内には具体的に記入。
※担当者が同一の場合、すべての欄に署名する必要はない。

患者署名

医師氏名　　　　　　（印）

第4章

禁煙・睡眠

第4章 禁煙・睡眠

1 禁煙の重要性

たばこが人体におよぼす影響

たばこを吸うと、さまざまな悪影響が現れます。

- がん：肺、口腔・咽頭、喉頭、鼻腔・副鼻腔、食道、胃、肝臓、膵臓（すいぞう）、膀胱、子宮頸部のがん、肺がん患者の生命予後悪化、がん患者の二次がん罹患、かぎたばこによる発がん
- 循環器疾患：虚血性心疾患（きょけつせいしんしっかん）、脳卒中、腹部大動脈瘤、末梢動脈硬化症
- 呼吸器疾患：慢性閉塞性肺疾患（COPD）、呼吸機能低下、結核死亡
- 妊婦：早産、低出生体重・胎児発育遅延、乳幼児突然死症候群
- そのほか：2型糖尿病の発症、歯周病、ニコチン依存症

e-ヘルスネット：喫煙者本人の健康影響（https://www.e-healthnet.mhlw.go.jp/information/tobacco/t-02-002.html）を参考に作成

受動喫煙や三次喫煙（残留受動喫煙）も大きな問題となっています。非喫煙者であっても、受動喫煙により、肺がんや虚血性心疾患での死亡率上昇、妊婦の低出生体重、小児のぜんそくや気管支炎、乳幼児突然死症候群などさまざまな悪影響を受けるといわれています。また、煙の出ない加熱式たばこ、かぎたばこ、かみたばこも、紙巻きたばこと同様に健康への悪影響が指摘されています。

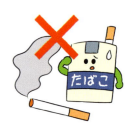

禁煙の効果

禁煙の効果は、早いものでは禁煙後20分から現れます。

禁煙後の時間	効果
20分	血圧、脈拍の正常化。
12時間	血液中の一酸化炭素の正常化。
24時間	心臓発作のリスク低下。
2～3週間	心機能改善。肺機能回復。
1～9ヵ月	せき、息切れ、疲れやすさの改善。免疫機能が回復し、インフルエンザなどの呼吸器感染症発症リスクが低下。
1年	上昇していた冠動脈疾患のリスクが半減。
5年	脳卒中のリスクが非喫煙者と同じレベルになる。
10年	肺がん死亡率が喫煙者の半分になる。口腔・喉頭、食道、膵臓、膀胱、子宮頸がんの発症リスク低下。
15年	冠動脈疾患のリスクが非喫煙者と同じレベルになる。

e-ヘルスネット：禁煙開始からまだ間もない方へ《実行期編》
（https://www.e-healthnet.mhlw.go.jp/information/tobacco/t-06-003.html）より引用・改変

そのほかにも、ニコチン切れによるイライラがなくなる、家族や周囲の人から喜ばれるといったうれしい効果があります。

75歳で禁煙した場合、喫煙を続けた人よりも1年以上長く生きられる確率が14.2％にのぼるという報告もあります。禁煙をはじめるのに、遅すぎるということはありません！

禁煙成功への道

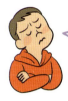

たばこが体に悪いことはわかったけれど、今すぐにはやめられないよ。ストレスもたまりそうだし……

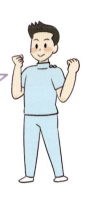

まずは、「一生禁煙しよう」と思わずに、「とりあえず、できるところまでやってみよう」と気楽にチャレンジしてみませんか？ 禁煙中にイライラすることもあると思いますが、もともと、たばこを吸うことで心身に多くのストレスがかかっている状態だったのです。禁煙中にたばこを吸いたくなるのは、たばこを吸わない状態がふつうになるための症状のようなものです。「よくなっていくための経過」だと考えてください。

■「たばこが吸いたくなった」ときの対応策を決めましょう

禁煙2〜3日をピークに離脱症状（禁断症状）が現れます。イライラする、眠気、頭痛、倦怠感などがおもな症状で、10〜14日ごろまで続きます。たばこを吸いたくなるのはどのようなときでしょうか。あらかじめイメージしてみましょう。また、禁煙中の「たばこが吸いたい」という気持ちは、3〜5分でおさまります。代わりとなる数分間の行動も考えておきましょう。

たばこを吸いたくなる場面	代わりになる行動
起床直後	すぐに顔を洗う。
食後	すぐに歯をみがく。
コーヒーと一緒に	コーヒーを紅茶に代える。
運転中	大きな声で歌う、深呼吸をする。
仕事の休憩時間	職場の人に禁煙宣言をする。
アルコールと一緒に	冷水を用意し、たばこを吸いたくなったら水を飲む。

e-ヘルスネット：禁煙の準備：禁煙7日前から行う、禁煙のコツを教えます！《準備編》
(https://www.e-healthnet.mhlw.go.jp/information/tobacco/t-06-002.html) より引用・改変

「自分一人の力だけでは禁煙がむずかしい」と思う場合は、禁煙外来で相談し、禁煙補助薬や治療用アプリケーションを処方してもらうことも効果的です。

■禁煙を続ける秘訣

①禁煙を開始できた自分をほめる：1日でも禁煙できた自分をほめましょう。
②ご褒美をつくる：禁煙することで、たばこ代も節約できます。そのお金で、禁煙3か月・6か月……といった節目にご褒美を用意しましょう。
③よかった変化を再確認する：「呼吸がらくになった」「味覚が戻ってきた」という身体的な効果が出ているはずです。定期的に変化を確認して、禁煙を継続しましょう。

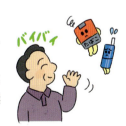

喫煙によるさまざまな悪影響

　生活習慣病患者のなかには、喫煙者も多くいます。基礎疾患を治療するとともに、禁煙を促し、達成してもらうことが重要です。

　喫煙が喫煙者の体に与える影響にはさまざまなものがありますが、生活習慣病患者でとくに問題となるものはがんと循環器疾患です。喫煙は、肺をはじめ全身のさまざまな部位への発がんリスクがあり、がんによる死亡リスクも非喫煙者と比べて優位に高いといわれています（表1）[4]。また、心筋梗塞や狭心症などの虚血性心疾患や、脳卒中による死亡リスクも非喫煙者に比べて高いといわれています（表2）[5]。

　たばこは、喫煙者本人のみならず周囲の人にも悪影響を与えます。ほかの人のたばこの煙を吸う「受動喫煙」は、流涙や頭痛といった症状だけではなく、肺がんや虚血性疾患のリスクを高めます（表3）[6]。また、妊婦の受動喫煙は、低出生体重児の出産率を上昇させます。さらに受動喫煙は、小児のぜんそくや気管支炎、乳児の乳幼児突然死症候群とも関連があるといわれています。

　近年は煙の出ない加熱式たばこも増えています。「煙が出ないから安全だ」と考えている人がいますが、紙巻きたばこと同量のニコチンを含むものもあります。一酸化炭素など一部の有害化学物質は紙巻きたばこより少ないといわれますが、一方で紙巻きたばこには含まれない有害化学物質が多いという報告もあるため、安全だとはいえません。

禁煙はいつはじめても遅くない

　「長年たばこを吸っているから、今さら禁煙をしても遅い」と話す人がいるかもしれませんが、禁煙はいつはじめても遅いということはありません。45歳までに禁煙できれば、総死亡リスクは非喫煙者と同様のレベルまで改善することがわかっています（35歳までに禁煙できればさらに改善）。また、75歳で禁煙した場合も、喫煙を続けた人より1年以上長く生きられる確率が14.2%にのぼると報告されています[7]。

　禁煙の効果は、20分後から現れます。疾患の発症リスクが下がることはもちろん、家族や周囲の人との関係が良好になるといった効果も考えられます。禁煙できないという患者へは、健康への悪影響だけを説明しがちですが、「たばこをやめると、家族からも喜ばれますよ」といったことも伝えるとよいでしょう。

行動変容ステージモデルに応じた禁煙支援

　「行動変容ステージモデル」とは、人が行動を変える際に、「前熟考期（無関心期）」→「熟考期（関心期）」→「準備期」→「実行期（行動期）」→「維持期」の5段階のステージを通ると考えるものです。患者が現在どの段階にいるかを把握し、それにあわせてかかわることで、より効果的な支援につなげることができます。

■ 前熟考期（無関心期）・熟考期（関心期）の支援

　その人がまだ「6か月以内に行動を変えよう」と思っていない時期を前熟考期（無関心期）、「6か月以内に行動を変えよう」と思っている時期を熟考期（関心期）といいます。この時期には、「行動を変えることに対する思いを聞く」「情報提供をする」といった、相手の考えかたへはたらきかけるアプローチを行います。

　禁煙支援においては、すこしでも前向きに禁煙について考えられるような情報を提供しま

表 1 がんの部位別にみた死亡についての相対危険度（日本）
（非喫煙者を 1 としたときの喫煙者の危険度）（文献 4 より引用・改変）

	男性	女性
全部位	1.65	1.32
咽頭・口腔	3.00	1.05
食道	2.24	1.75
肺	4.45	2.34
膀胱	1.61	2.29

表 2 循環器病による死亡についての相対危険度
（非喫煙者を 1 としたときの喫煙者の危険度）（文献 5 より引用・改変）

相対危険度	男性	女性
循環器病	1.4	1.5
虚血性心疾患（心筋梗塞、狭心症など）	1.7	－
脳卒中	1.7	1.7

表 3 受動喫煙と個別疾病との相対危険度
（非喫煙者を 1 としたときの喫煙者の危険度）（文献 6 より引用・改変）

個別疾病の相対危険度	相対危険度
肺がん死亡数（US-EPA 報告 1998）	1.19
虚血性心疾患死亡数（He らによる調査 1999）	1.25

す。「禁煙に失敗しても損はないから、とりあえずやってみませんか？」「ストレス解消のためにたばこを吸っているということですが、たばこ自体が心身への大きなストレスとなるため、たばこをやめること自体がいちばんのストレス解消になりますよ」といった声かけがよいでしょう。

■ 準備期の支援

その人が「1 か月以内に行動を変えよう」と思っている時期を準備期といいます。この時期は、段階的な目標設定と行動強化につながるア

プローチを行います。

禁煙支援においては、「具体的に禁煙開始日を決め、宣言してもらう」「禁煙中にたばこを吸いたくなったときの対処法を決める」といったかかわりがよいでしょう。患者によっては禁煙外来への相談を促し、禁煙補助薬や治療用アプリケーションを処方することも効果的です。

■ 実行期（行動期）・維持期の支援

「行動を変えて 6 か月未満」の時期を実行期（行動期）、「行動を変えて 6 か月以上経っている」時期を維持期といいます。この時期は、相

手の行動へはたらきかけるアプローチを行います。

　実行期（行動期）の患者は、ふたたび喫煙をはじめてしまうリスクを想定したうえでかかわります。「禁煙を続けられている自分をほめる」「禁煙が体にもたらすよい影響を定期的に確認する」といったかかわりで、患者の自己効力感（ある状況において適切な行動を成し遂げられるという予期、および確信）を高めましょう。

引用・参考文献

1) 厚生労働省. e-ヘルスネット［情報提供］：喫煙者本人の健康影響（https://www.e-healthnet.mhlw.go.jp/information/tobacco/t-02-002.html）.
2) 厚生労働省. e-ヘルスネット［情報提供］：禁煙開始からまだ間もない方へ《実行期編》（https://www.e-healthnet.mhlw.go.jp/information/tobacco/t-06-003.html）.
3) 厚生労働省. e-ヘルスネット［情報提供］：禁煙の準備：禁煙7日前から行う、禁煙のコツを教えます！《準備編》（https://www.e-healthnet.mhlw.go.jp/information/tobacco/t-06-002.html）.
4) 厚生労働省. 喫煙の健康影響について.（https://www.mhlw.go.jp/topics/tobacco/kaigi/060810/07.html）.
5) NIPPON DATA. NIPPON DATA80/90：研究概要.（https://shiga-publichealth.jp/nippon-data/outline8090/）.
6) 厚生労働省. 周囲の非喫煙者への健康影響について.（https://www.mhlw.go.jp/topics/tobacco/qa/detail3.html）.
7) Le, TTT. et al. The Benefits of Quitting Smoking at Different Ages. Am. J. Prev. Med. 67（5）, 2024, 684-8.

第4章 禁煙・睡眠

2 睡眠の重要性

睡眠と生活習慣病の関係

質の悪い睡眠は、生活習慣病をはじめとするさまざまな身体疾患を増悪させます。

> たとえば、睡眠障害の一つである睡眠時無呼吸症候群(すいみんじむこきゅうしょうこうぐん)は、メタボリックシンドロームにしばしば合併し、高血圧・脂質異常症・耐糖能異常（糖尿病）・高尿酸血症・逆流性食道炎（胸やけ）などを増悪させます。

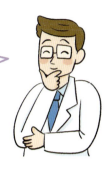

質のよい睡眠を！

厚生労働省は、毎日をすこやかに過ごすための睡眠5原則を提唱しています。

- ●第1原則
適度な長さで休養感のある睡眠を：6時間以上をめやすに十分な睡眠時間を確保
- ●第2原則
光・温度・音に配慮した、よい睡眠のための環境づくりを心がけて
- ●第3原則
適度な運動、しっかり朝食、寝る前のリラックスで眠りと目覚めのメリハリを
- ●第4原則
嗜好品とのつき合いかたに気をつけて：カフェイン、お酒、たばこはひかえめに
- ●第5原則
眠れない、眠りに不安を覚えたら専門家に相談を

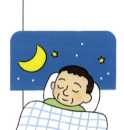

厚生労働省．成人のためのGood Sleep（ぐっすり）ガイド：健康づくりのための睡眠ガイド 2023
（https://www.mhlw.go.jp/content/001288005.pdf）より引用・改変

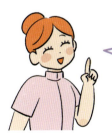

> ストレスをためることも、生活習慣病や質の悪い睡眠に影響を与えます。人はだれしも何らかのストレスをもっていますが、自分なりの解消方法をみつけることも大切です！

「よい睡眠」とは

睡眠はもっとも重要な休養行動で、「よい睡眠」には、量（睡眠時間）と質（睡眠休養感）の両方が重要だとされます。

睡眠の量（睡眠時間）は、長すぎても短すぎても健康を害します。成人の場合、6時間以上の睡眠時間を確保することが重要です。一方で、必要な睡眠時間は年齢とともに少なくなります。高齢になると、寝床で過ごす時間（床上時間）が長くなることが健康リスクとなります。高齢患者には、床上時間が8時間以上にならないこともめやすとして伝えましょう。

また、睡眠の質（睡眠休養感）は、目覚めたときの感覚で判断します。朝起きた際に「十分に体が休まった」と感じられていれば、「よい睡眠」であるといえます。

睡眠と生活習慣病の関係

質の悪い睡眠は、生活習慣病をはじめとするさまざまな身体疾患を増悪させます。たとえば、睡眠障害の一つである睡眠時無呼吸症候群は、メタボリックシンドロームにしばしば合併し、高血圧・脂質異常症・耐糖能異常（糖尿病）・高尿酸血症・逆流性食道炎（胸やけ）などを憎悪させます。

ストレスも睡眠の質を悪化させる要因です。人がストレスを受けると、交感神経が刺激されて血圧や脈拍、血糖値が上昇します。ストレスが慢性的に続くことは生活習慣病に大きな影響を与え、睡眠障害もひき起こしてしまいます。

健康寿命を延ばすための睡眠

厚生労働省は2023年に、「健康づくりのための睡眠ガイド2023」を公表しました。そのなか

表 よい睡眠のために心がけるとよいこと
（文献1より引用・改変）

①規則正しい起床時間を心がけ、休日に夜ふかし、朝寝坊をしない
②日中は積極的に体を動かす
③カフェイン、飲酒、喫煙をひかえる
④夜間のパソコン、ゲーム、スマートフォン使用は避ける
⑤就寝間際の夕食、夜食はひかえる
⑥ストレスを寝床にもち込まない
⑦寝室はなるべく暗く、心地よい温度に

では、よい睡眠をとるための「睡眠5原則（105ページ）」が提唱され、表[1]のような取り組みを推奨しています。ここで示しているのは成人を対象としたものですが、高齢者版や子ども版もあるため、患者に適した提案が必要です。患者には、よい睡眠のためにできることから取り組んでもらうよう伝えましょう。

引用・参考文献

1) 厚生労働省. 成人のための Good Sleep（ぐっすり）ガイド：健康づくりのための睡眠ガイド2023：睡眠時間と睡眠休養感を確保して健康寿命を延ばそう.（https://www.mhlw.go.jp/content/001288005.pdf）.
2) 厚生労働省. 睡眠と生活習慣病との深い関係. e- ヘルスネット［情報提供］.（https://www.e-healthnet.mhlw.go.jp/information/heart/k-02-008.html）.
3) 生活習慣病オンライン. ストレス解消について.（https://www.sageru.jp/improvement/etc/stress.html）.

索引

欧文・数字

DASH 食 ……………………………… 66
DPP-4 阻害薬 …………………… 23, 25
GLP-1 受容体作動薬 …………… 23, 25
HbA1c ……………………………… 10, 12
HDL コレステロール ……… 74, 76, 77
LDL コレステロール ……… 74, 76, 77
MTP 阻害薬 ……………………… 86
non-HDL コレステロール ……… 77
PCSK9 阻害薬（モノクローナル抗体）… 94
SGLT2 阻害薬 …………………… 23, 25
α-グルコシダーゼ阻害薬（α-GI）……… 23, 25
β遮断薬 …………………………… 64, 65

あ 行

悪玉コレステロール ……… 74, 76, 77
アンジオテンシンⅡ受容体拮抗薬（ARB）
…………………………………… 64, 65
アンジオテンシン受容体ネプリライシン阻害薬
（ARNI）…………………………… 68, 69
アンジオテンシン変換酵素（ACE）阻害薬
…………………………………… 64, 65
イメグリミン …………………… 23, 25
インスリン製剤 ………………… 23, 25
栄養 3・3 運動 ………………… 80, 81

か 行

家庭血圧 …………………………… 54, 56
仮面高血圧 ………………………… 54, 56
カルシウム（Ca）拮抗薬 ……… 64, 65
がん …………………………………… 43, 44

感染症 ……………………………… 42, 44
冠動脈疾患 …………… 13, 14, 29, 75
狭心症 ……………………………… 13
禁煙 …………………… 62, 63, 100
グリニド薬 ………………………… 23, 25
血糖値 ……………………………… 10, 12
減塩 ………………………………… 58, 59
高血圧症 …………………………… 53
　―の運動療法 ………………… 60
　―の食事療法 ……………… 58, 59
　―の生活習慣の改善 ………… 66
　―の治療の基本 …………… 55, 56
高浸透圧高血糖状態 …………… 13, 14
行動変容ステージモデル ……… 102
コレステロール ………………… 74
　―の多い食品 ………………… 89

さ 行

サルコペニア …………………… 43, 44
三次喫煙（残留受動喫煙）……… 62
三大栄養素 …………… 15, 31, 33
脂質 ………………………… 31, 33
脂質異常症 ……………………… 76, 78
　―の食事の基本 …………… 79, 81
　―のタイプに応じた食事療法 …… 88, 90
　―の治療の基本 ……………… 77
歯周病 ……………………………… 42, 44
持続型 LDL コレステロール低下 siRNA 製剤
…………………………………… 94
シックデイ ………………………… 36, 37
受動喫煙 …………………………… 62, 63

心筋梗塞 ……………………………… 13, 14

診察室血圧 …………………………… 54, 56

腎臓 ……………………………………… 42

　─を守る食事療法 ………………… 46, 47

睡眠と生活習慣病の関係 ……………… 106

スタチン（HMG-CoA 還元酵素阻害薬）… 85

スルホニル尿素（SU）薬 …………… 23, 25

生活活動 ………………………………… 83

節酒 …………………………………… 62, 63

選択的 PPAR α モジュレーター ……… 85

善玉コレステロール ……………… 74, 76, 77

速効型インスリン分泌促進薬 ……… 23, 25

た 行

炭水化物 ……………………………… 31, 33

たんぱく質 …………………………… 31, 33

チアゾリジン薬 ……………………… 23, 25

中性脂肪（トリグリセリド）……… 74, 77

低血糖 ………………………………… 24, 25

透析 …………………………………… 42, 44

糖尿病 ………………………………… 10, 12

　─性ケトアシドーシス …………… 13, 14

　─性神経障害 …………… 13, 14, 28, 30

　─性腎症 ………………… 13, 14, 28, 30

　─性足病変 ………………………… 29, 30

　─の合併症 ………………………… 10, 12

　─の急性合併症 …………………… 13, 14

　─の三大合併症 ………… 13, 14, 28, 30

　─の大血管症 ……………………… 29

　─の慢性合併症 …………………… 13, 14

　─網膜症 ………………… 13, 14, 28, 30

な 行

ニコチン酸系薬 ………………………… 86

二次性高血圧 ………………………… 52, 53

認知症 ………………………………… 43, 45

脳血管障害 …………………………… 13, 14

脳梗塞 …………………………… 13, 14, 29

は 行

白衣高血圧 …………………………… 54, 56

ビグアナイド薬 ………………………… 23

肥満 ………………………… 29, 30, 62, 63

フィブラート系薬 ……………………… 85

フットケア …………………………… 29, 30

フレイル ……………………………… 43, 44

プロブコール …………………………… 86

閉塞性動脈硬化症 ……………………… 75

本態性高血圧 ………………………… 52, 53

ま 行・や・ら 行

末梢動脈疾患 …………………………… 29

ミネラルコルチコイド受容体（MR）拮抗薬

　……………………………………… 64, 65

メッツ（METs）…………………… 92, 93

有酸素運動 …………………………… 21, 22

利尿薬 ………………………………… 64, 65

レジスタンス運動（筋力トレーニング）

　…………………………… 21, 22, 34, 35

レジン（陰イオン交換樹脂）…………… 86

資料ダウンロード方法

本書の資料は、WEBページからダウンロードすることができます。以下の手順でアクセスしてください。

■メディカID（旧メディカパスポート）未登録の場合

メディカ出版コンテンツサービスサイト「ログイン」ページにアクセスし、「初めての方」から会員登録（無料）を行った後、下記の手順にお進みください。

https://database.medica.co.jp/login/

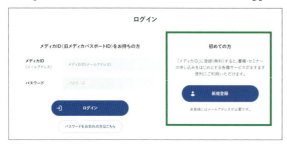

■メディカID（旧メディカパスポート）ご登録済の場合

①メディカ出版コンテンツサービスサイト「マイページ」にアクセスし、メディカIDでログイン後、下記のロック解除キーを入力し「送信」ボタンを押してください。

https://database.medica.co.jp/mypage/

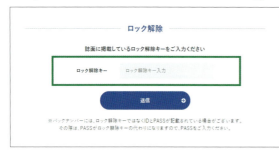

②送信すると、「ロックが解除されました」と表示が出ます。「ファイル」ボタンを押して、一覧表示へ移動してください。

③ダウンロードしたい資料のサムネイルを押すと「ダウンロード」ボタンが表示され、資料のダウンロードが可能になります。

ロック解除キー　tHeYfk4A6

＊WEBページのロック解除キーは本書発行日（最新のもの）より3年間有効です。有効期間終了後、本サービスは読者に通知なく休止もしくは終了する場合があります。
＊メディカID・パスワードの、第三者への譲渡、売買、承継、貸与、開示、漏洩にはご注意ください。
＊ロック解除キーの第三者への再配布、商用利用はできません。データは研修ツール（講義資料・配布資料など）としてご利用いただけます。
＊図書館での貸し出しの場合、閲覧に要するメディカID登録は、利用者個人が行ってください（貸し出し者による取得・配布は不可）。
＊雑誌や書籍、その他の媒体および学術論文に転載をご希望の場合は、当社まで別途お問い合わせください。
＊データの一部またはすべてのWebサイトへの掲載を禁止します。
＊ダウンロードした資料をもとに作成・アレンジされた個々の制作物の正確性・内容につきましては、当社は一切責任を負いません。

著者紹介

細井雅之（ほそい・まさゆき）
大阪市立総合医療センター 糖尿病・内分泌内科 部長

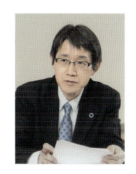

［略歴］

1987年　大阪市立大学 医学部 卒業
1991年　大阪市立大学大学院 修了（薬理学教室）
　　　　米国ボストン大学 心血管研究所 留学
1995年　大阪市立大学 医学部 第2内科 助手
1998年　大阪市立総合医療センター 内科 医長
2006年　大阪市立総合医療センター 栄養部 部長（兼務）
2007年　大阪市立総合医療センター 代謝内分泌内科 部長
2010年　大阪市立総合医療センター 糖尿病センター 部長／代謝内分泌内科 部長
2011年　大阪市立大学 医学部 臨床教授（兼務）
2014年　大阪市立総合医療センター 糖尿病内分泌センター 部長／糖尿病内科 部長
2024年　大阪市立総合医療センター 糖尿病・内分泌内科 部長、大阪府医師会理事（兼務）
現在に至る

［資格］
日本内科学会指導医
日本内科学会認定内科医
日本糖尿病学会専門医・研修指導医
日本内分泌学会内分泌代謝専門医・指導医

開業医のための生活習慣病患者の療養計画書＆指導シート
ー「生活習慣病管理料（Ⅱ）」算定に対応！
　糖尿病、高血圧症、脂質異常症患者をサポート！

2025年1月15日発行　第1版第1刷

著　者　細井 雅之

発行者　長谷川 翔

発行所　株式会社メディカ出版
　　　　〒532-8588
　　　　大阪市淀川区宮原3-4-30
　　　　ニッセイ新大阪ビル16F
　　　　https://www.medica.co.jp/

編集担当　富園千夏／西川雅子

編集協力　芹田雅子／木林千佳

装丁・組版　稲田みゆき

イラスト　中村恵子

印刷・製本　株式会社シナノ パブリッシング プレス

© Masayuki HOSOI, 2025

本書の複製権・翻訳権・翻案権・上映権・譲渡権・公衆送信権（送信可能化権を含む）は、（株）メディカ出版が
保有します。

ISBN978-4-8404-8755-9　　　　　　　　　　　　　　　　　Printed and bound in Japan

当社出版物に関する各種お問い合わせ先（受付時間：平日9：00～17：00）
●編集内容については、編集局 06-6398-5048
●ご注文・不良品（乱丁・落丁）については、お客様センター 0120-276-115